ロンドン　こころの臨床ツアー

著
丹野　義彦

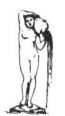

星　和　書　店

Seiwa Shoten Publishers

2-5 Kamitakaido 1-Chome
Suginamiku Tokyo 168-0074, Japan

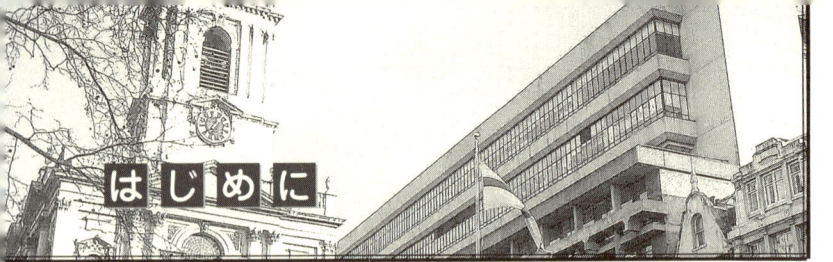

はじめに

● ──ロンドンの「こころの名所」

　2012年のオリンピックはロンドンで開かれることになり、ロンドンはいま活気にあふれています。これからロンドンに対する興味もますます高まるでしょう。ロンドンに行く人も増えるでしょう。

　ロンドンは、国際政治や経済や芸術・ファッションなどで話題になる都市ですが、実は医学や心理学の中心でもあるのです。世界中で、ロンドンほど医学や心理学に関連した施設や歴史的名所が集まっているところはありません。フロイトが亡命したロンドンは精神分析学の国際的中心ですし、モーズレイ病院は精神医学と臨床心理学の中心地です。認知行動療法でも、カウンセリングでも、ロンドンは中心地のひとつです。またロンドンには、医学の博物館や歴史的名所がたくさんあります。

● ──地球の歩き方：ロンドン こころの臨床版

　しかし、こうした情報をまとめて日本に紹介した本はありません。私は2002年にロンドン大学の精神医学研究所に留学し、その研究成果を拙著『認知行動アプローチと臨床心理学』（金剛出版）にまとめたのですが、この過程で気がついたことは、海外の臨床施設についての情報がほとんどないということでした。私がはじめてロンドンを訪れたときも、モーズレイ病院がどこにあるのかすらわからず、往生したものでした。

　インターネットは万能のようにいわれていますが、残念ながら、まとまった情報は意外に少ないのです。無駄な情報が多いので、検索には時間がかかります。

　旅行ガイドブックもそれほど役に立ちません。『地球の歩き方』（ダイヤモンド社）や『個人旅行』（昭文社）、ミシュランなどの旅行ガイドブックはた

しかによくできていて、ロンドンの生活では重宝したのですが、ただし、臨床施設についてはほとんど解説がありません。結局は、現地にいる人に聞いたり、留学した人からの口コミに頼るしかありません。こうした情報がまとまっていれば、私ももっと楽しく生活できたのではないかと思います。

そこで、私はロンドンの医学や心理学のガイドブックを作ろうと思い立ち、イギリスで見学したり学んだりする際に役立つ情報をまとめました。いわば、「地球の歩き方・ロンドン こころの臨床版」です。これがあれば、多くの人の参考になるでしょう。

2002年にロンドンに滞在したときに、私は「ロンドン通信」と題するサイトを作り、こうした情報を公開しました。幸いにして評判がよかったので、帰国してから、星和書店の雑誌『こころのりんしょう à・la・carte』に連載させていただきました。それをまとめて大幅に加筆したのが本書です。本書はブログ本の一種ともいえるかもしれません。

● ── 地下鉄で巡るロンドン

ロンドンの臨床施設の多くは、地下鉄の駅から歩いていけます。地下鉄は旅行者にやさしい乗り物です。はじめてロンドンを訪れた人がバスや列車を利用するのは面倒ですが、地下鉄ならすぐに乗りこなせるようになります。

ロンドンの地下鉄は網の目のように走っていますが、環状線（サークル・ライン）を枠組みとするとわかりやすいでしょう。 地図1 をご覧ください。ちょうど東京の中心部を山手線が囲んでいるように、ロンドンの中心部は地下鉄環状線に囲まれています。環状線を中心にすると、ロンドンの地理がスッと頭に入ります。

ただし、環状線は実際にはあまり利用しません。列車の時間間隔が長いので時間がかかります。ロンドンにいる間、環状線を一周しようとしたことがありましたが、時間がかかるだけなので断念しました。環状線の中を南北に縦断するのが、ジュビリー線とビクトリア線とノーザン線です。また、東西に横切るのがピカデリー線とセントラル線です。

ロンドンの地下鉄は、よく発達しています。街のいたるところに、次ページの図（左）のような地下鉄の入口のマークがあります。一部を除けば、

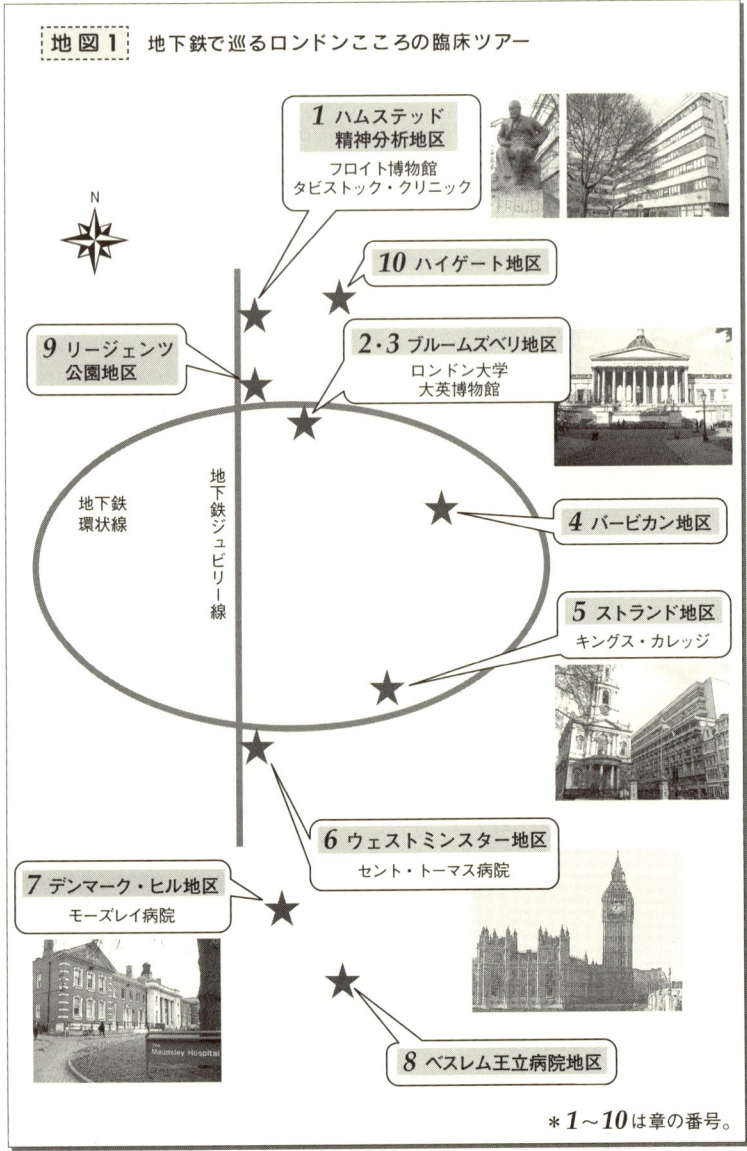

治安は悪くありません。

ロンドンの地下鉄や鉄道の駅などは、以下のホームページに出ています。

http://www.thetube.com/content/tubemap/

地下鉄で回る場合は、一日券を買うことをお勧めします。地下鉄の一日券を買えば、同じゾーンの鉄道やバスは乗り放題です。

図（右）のような鉄道（ナショナル・レール）のロゴマークも街のあちこちで見られます。

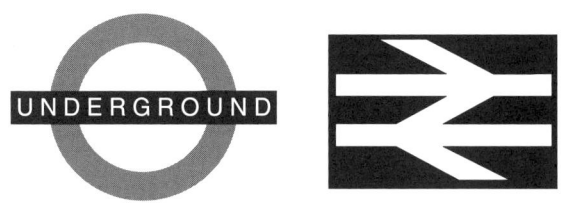

図　ロンドンの地下鉄（左）と鉄道（右）のロゴマーク

● ──ロンドンに行ったらここを見てください：観光名所の近くにある
　　こころの臨床施設

旅行ガイドブックには、地下鉄ウェストミンスター駅で降りると世界遺産の国会議事堂やビッグベンやウェストミンスター寺院がある、と書かれています。しかし、そこから3分ほど歩くと有名なセント・トーマス病院があることや、そこから見た国会議事堂の眺めがとてもすばらしいといったことまでは、書いてありません。3分も歩けばこうした施設が見られるとなれば、「ついでに寄ってみよう」という気にもなるでしょう。

また、地下鉄ジュビリー線のベイカー・ストリート駅で降りてシャーロック・ホームズ博物館を見たり、次のセント・ジョンズ・ウッド駅で降りてビートルズのアビーロードを見たりする人は多いでしょう。ところが、その2つ先の駅まで足を伸ばして、フロイト博物館やアンナ・フロイト・センター、タビストック・クリニックを見学する人は少ないでしょう。そういう情報がないからです。

また、大英博物館を訪れる人は多いのですが、そこから3分ほど歩くとロンドン大学のユニバーシティ・カレッジや教育研究所、神経学研究所が見られることを知る人は多くありません。

　また、世界遺産のロンドン塔やタワーブリッジを訪れる人は多いでしょうが、そこから少し歩くとガイ病院や旧セント・トーマス病院の手術室博物館があることは、ほとんど知られていません。

　さらに、文学好きの人は旅行ガイドブックを見て、ロンドン南部の「ロンドン漱石記念館」を訪ね、夏目漱石のロンドン留学の軌跡をたどる人もいるでしょう。しかし、その近くに有名なモーズレイ病院や精神医学研究所があることは、ガイドブックには載っていません。

　もし、こうした情報がまとめてあれば、ロンドンに行って観光名所を見たついでに、「臨床施設を見たい」と思う方も出てくるでしょう。それをきっかけに、イギリスの臨床に触れて、それを本格的に学ぼうという方が出てくるにちがいありません。本書のねらいはそこにあります。ロンドンへいらしたら、ぜひここを見てきてください。

●──ロンドン「こころの名所」の回り方

　本書は、これまでの旅行ガイドブックには載っていない、とっておきのロンドン情報をまとめました。私自身が足で集めた情報です。ロンドンのフィールドワークといってもよいでしょう。

　ロンドンの臨床施設や大学を見学したり学んだりする際に役立つ情報をまとめてあります。その施設の地図、交通手段（最寄りの地下鉄駅、行き方）、住所、ホームページのアドレス、写真、概要、歴史、見どころ、どんな人がいるか、などの情報をまとめました。

　各章の冒頭にその地区の概略図を入れてあります。これは、その地区の地理的なイメージを頭に入れていただくためのものです。正確な地図ではなく、あくまで概略図です。道路、建物、方角、縮尺などはデフォルメされており、正確なものではありません。

　情報はできるだけ最新のものにするように心がけましたが、その後変更があるものもあります。ホームページのアドレスは頻繁に変わります。博

物館などの開館時間や最新の情報については、ホームページや旅行ガイドブックなどでご確認ください。

　できるだけ写真を入れるようにしました。イギリスは、冬になると、一日6時間しか日光が出ないため、3時頃には暗くなってしまいます。こうした制限があり、結構苦労して写真を撮りました。とはいえ、シロウトが小さなデジタル・カメラで撮った拙い写真です。決して見やすい写真ではありません。ぜひご自分の目で確かめることをお勧めします。

● ——ロンドンへ行こう：ツアーの教科書として

　これを読むとロンドンに行きたくなる…、そんな情報をまとめました。旅の情報があれば、そこへ行ってみたくなるものです。本書を読まれたら、ぜひロンドンへ行ってみてください。どんどん現地を訪れ、建物の中に入って見学してください。ぜひロンドン旅行を計画してください。本書では、回りやすいルートを考えて配列しました。

　また、プロの旅行代理店の方には、専門家向けのロンドンこころの臨床ツアーを企画していただけないものでしょうか。タビストック・クリニックの日本人の先生を訪ねたときに、面白い話を聞きました。ある日、日本のある大学の心理学科がバスでツアーを組んで、タビストック・クリニックに見学にやってきたというのです。単に興味本位で見学するのであれば患者さんやスタッフに対して失礼ですが、臨床の専門家や専門家の卵を対象にした教育的な行為であれば大きな意義があります。専門家やその卵が世界的な施設を見学して現場に触れることはたいへん役に立ちますし、これからの日本の臨床心理学の発展につながります。

　専門家向けのロンドン・ツアーを企画する場合、この本はその教科書として使えます。そのように作ったつもりです。

　本書によって、ひとりでも多くの方に、ロンドンや現代臨床心理学、現代精神医学に興味をもっていただけることを願っています。

目次●ロンドン こころの臨床ツアー

はじめに …………………………………………………………………… 2

① ハムステッド精神分析地区 ………………… 10

② ブルームズベリ西部地区 ……………… 34

③ ブルームズベリ東部地区 ……………… 66

④ バービカン地区 ……………… 78

⑤ ストランド地区 ……………… 90

⑥ ウェストミンスター地区 ……………… 110

⑦ デンマーク・ヒル地区	138
⑧ ベスレム王立病院地区	168
⑨ リージェンツ公園地区	178
⑩ ハイゲート地区	196
⑪ ロンドン こころの臨床ツアーの底流をさぐる	204

あとがき …… 214

1 ハムステッド精神分析地区

こんなに面白いハムステッド地区

　ロンドン北部のハムステッドには、精神分析に関連した施設が集中しています。臨床心理学や精神医学の関係者にとって、ロンドンで最もなじみがあるのは精神分析かもしれません。まず、ハムステッド精神分析地区からご案内しましょう。ジークムント・フロイト親子が亡命して以来、この地区は精神分析学の国際的中心となりました。現在、フロイト博物館やアンナ・フロイト・センター、タビストック・クリニックなどがあります 地図2 。

ロンドンに亡命したフロイト

　ジークムント・フロイト（1856～1939年）の精神分析学はウィーンで生まれました。1920年代には、フロイトがいたウィーンや、ユングのいたチューリッヒ、シャーンドルのいたブダペスト、アブラハムのいたベルリンなど、中欧や東欧に精神分析が広まりました。

　しかし1930年代になって、ナチスがユダヤ人を迫害したため、フロイトをはじめとするウィーン学派の多くが亡命しました。それによって、精神分析はイギリスとアメリカで華々しく発展しました。

　フロイトは1938年に、ロンドンに亡命しました。それは危機一髪のものでした。大きな役割を果たしたのは、フランスの精神分析学者マリー・ポナパルトでした。ナポレオン・ボナパルトの血を引く彼女は、ナチ侵略下のウィーンにみずから赴き、フロイト一家を救出して、パリ経由でロンドンへ亡命させました。亡命できなかった4人の妹たちは、ユダヤ人収容所で殺されてしまいました。

　到着したフロイトをロンドン市民は温かく迎えました。その新聞記事も

1 ハムステッド精神分析地区　11

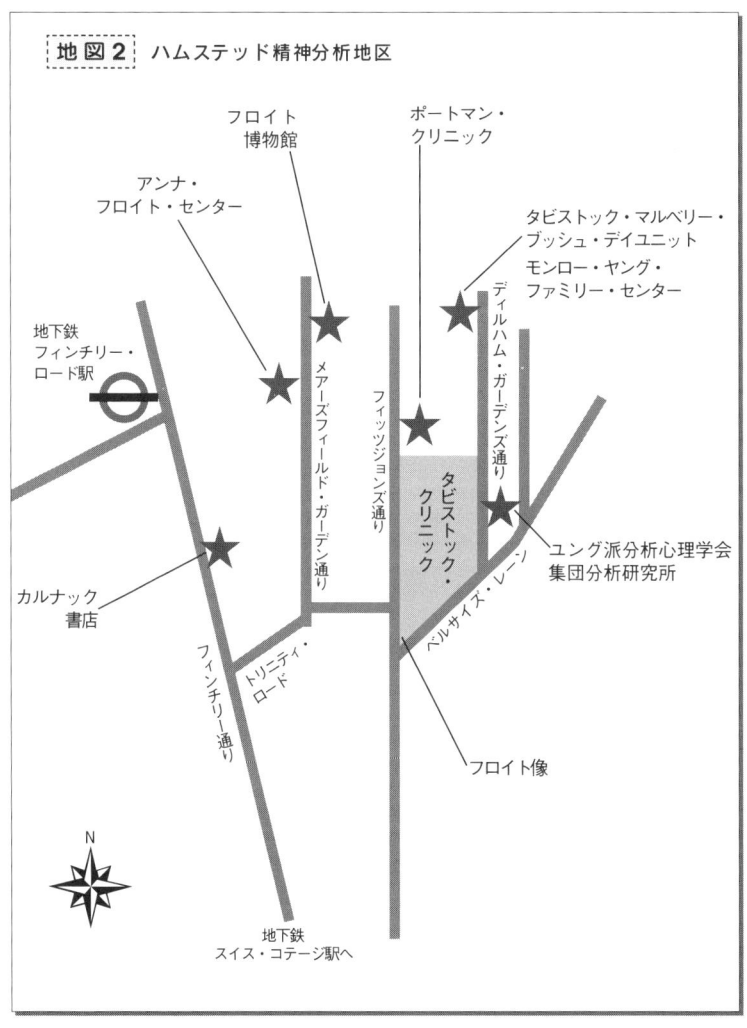

地図2　ハムステッド精神分析地区

残っています。ロンドン市民はフロイトを尊敬していたようです。亡命したフロイトはロンドンのハムステッド地区に住み、著書『人間モーゼと一神教』『精神分析概説』などを執筆しました。それ以来、ロンドンは「精神分析の首都」と呼ばれています。国際精神分析学会の本部はロンドンにおかれています。

　亡命の翌年の1939年に、フロイトは上顎ガンのため83歳で亡くなります。フロイトの死後、イギリス精神分析学会は、アンナ・フロイト派、メラニー・クライン派、独立グループに分かれます。

フロイト博物館を訪ねる

　当時フロイトが住んだハムステッドの家が保存されて、フロイト博物館になっています。

　フロイト博物館に行くには、地下鉄ジュビリー線かメトロポリタン線のフィンチリー・ロード駅で降ります。地下鉄の出口がフィンチリー通りに面していて、駅の向かい側にカルナック書店があります。その前を通り、トリニティ・ロードの階段を上ると、メアーズフィールド・ガーデン通り。この通りの20番地がフロイト博物館です。駅から歩いて10分ほどです。 写真1.1 に示すように、ふつうの民家がそのまま博物館になっていま

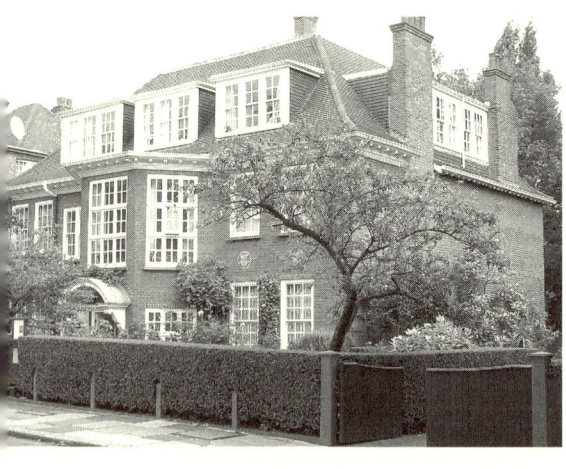

写真1.1　フロイト博物館
Freud Museum
所 20 Maresfield Gardens, London NW3 5SX
http://www.freud.org.uk

す。気をつけないと見過ごしてしまいます。

　このあたりは静かな高級住宅地であり、フロイトの患者がどのような階級の人たちであったかが自然に理解できます。学校や教会が多い文教地区でもあります。

こんなに面白いフロイト博物館：大英博物館を書斎に作ったフロイト

　私はこれまで数回フロイト博物館を訪れたのですが、何回来ても飽きることがありません。来るたびに毎回新たな発見があります。

　1階には、フロイトの書斎と書庫があります。その家具が面白いのです。フロイトが使っていた分析用の寝椅子があります。当時の分析療法の様子が目に浮かんでくるようです。また、その寝椅子の下に敷かれている絨毯は「世界で最も有名な家具」と呼ばれているそうです。

　次に骨董品に圧倒されます。フロイトの書斎は、どうやって集めたのだろうと不思議になるほどのおびただしい骨董品で埋めつくされています。エジプト、ギリシャ、ローマ、オリエント、東洋など古今東西の美術品であふれています。大英博物館を訪れた人は世界中の考古学的な美術品に圧倒されますが、フロイトの書斎は同じように古代の美術品に埋まっており、大英博物館の縮図という趣があります。書斎というもののひとつの極限の形をなしています。おびただしい量の骨董品を見ると、ガンと戦いながら執筆を続けたフロイトの「古代への情熱」が並のものではないことを知らされます。これは一見の価値があります。

　また、飾ってある絵や写真も見ものです。レオナルド・ダ・ヴィンチの『聖母子』、画家アングルが描いた『エディプスとスフィンクス』の絵、『グラディーバ』のレリーフなどがあります。これらの作品はフロイトのどの著作に出てくるでしょうか。フロイトの著作に接している人ならばおわかりでしょう。

　また、書庫の蔵書も興味深いものがあります。2階の本棚には、日本で訳されたフロイト選集も並んでいます。『フロイド精神分析大系』（8冊、安田徳太郎他訳、アルス）と、『フロイド精神分析学』（全10冊、精神分析研究

所、大槻憲二他訳、春陽堂）です。とても古い本であり、おそらく戦前に誰か日本人が贈ったものでしょう。

　1階のショップでは、フロイト・グッズが販売されています。フロイトの人形、Tシャツ、マグカップ、ポスター、絵はがき、ジグソー・パズル、傘、書籍などです。博物館のホームページで、これらのグッズをご覧ください。もちろん、フロイトや精神分析に関するまじめな本もたくさん売られています。

　このように、家具も、骨董品も、絵や写真も、書庫も、ショップも、あらゆるものが面白いので、何回来ても飽きないのです。

アンナ・フロイト・センターを訪ねる

　フロイト博物館を出ると、斜め向かいにアンナ・フロイト・センターがあります。メアーズフィールド・ガーデン通りの12番地と21番地です。センターには2つの建物があります。センターといっても、写真1.2 に示すようにふつうの民家であり、気をつけないと見過ごしてしまいます。小さな看板が出ているだけなのです。私も何回も見過ごしてしまいました。

　1938年、アンナ・フロイト（1895～1982年）は父とともにイギリスに亡命し、その後、ハムステッドの地で死ぬまで仕事をしました。前述のように、アンナが住んでいた家は今はフロイト博物館となっています。

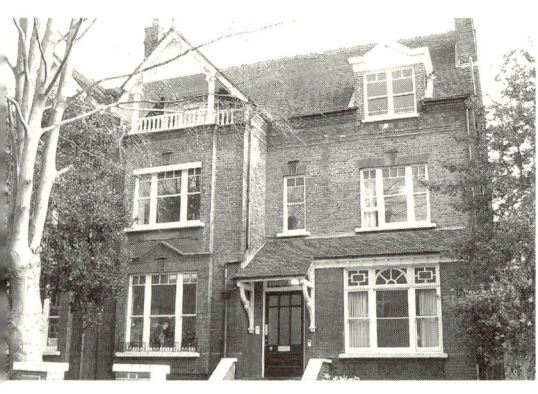

写真1.2　アンナ・フロイト・センター
Anna Freud Centre
所 12, 21 Maresfield Gardens, London NW3 5SD
http://www.annafreudcentre.org

アンナ・フロイトの業績はたくさんあります。父フロイトの防衛機制の考え方を体系づけ、精神分析理論を深層心理学から自我心理学へと展開させたこと、父がはじめた成人の精神分析療法を子どもに適用し、児童分析を体系化したこと、子どもの発達評価の方法論を作り、正常な自我発達のあり方を体系化したことなどです。アンナの著作集（全10巻）は、岩崎学術出版社から邦訳が出ています。

アンナは、1940年にハムステッド戦争孤児院を作り、戦争後の1951年にハムステッド子ども治療クリニックへと発展させました。1982年のアンナの死後、クリニックはアンナ・フロイト・センターへと改称され、現在に至っています。ここでは、アンナ・フロイト派の教育や児童分析などの活動をおこなっています。ふつうの民家ですので、中に自由に入れるわけではありません。

父フロイトの死後、イギリスの精神分析は、アンナ・フロイトのグループと、メラニー・クラインのグループが対立します。アンナ・フロイト派の臨床家としては、ジョン・ボールビィ、ジョセフ・サンドラー、ピーター・フォナギーなどが有名です。アンナ・フロイト・グループは、1987年に「同時代フロイト学派」というグループを作っています。

アンナはたびたびアメリカを訪れており、アメリカの精神分析にも大きな影響を与えました。エリク・エリクソンの教育分析をおこないました。女優のマリリン・モンローの分析医だったことでも有名です。

アンナは、アメリカとイギリスの精神分析を統合する象徴的な存在として活躍しましたが、イギリスでは、アンナ・フロイト派は少数派にとどまり、メラニー・クライン派が多数派を占めています。

フロイト像が目印：タビストック・クリニック

メアーズフィールド・ガーデン通りの東側を並行して走るのがフィッツジョンズ通りです。フィッツジョンズ通りとベルサイズ・レーンが交わるところにフロイトの銅像が建っています（写真1.3）。その奥の6階建ての大きなビルが、有名なタビストック・クリニックです（写真1.4）。

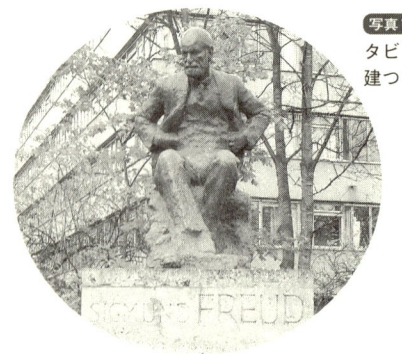

写真1.3
タビストック・クリニック前に建つフロイト像

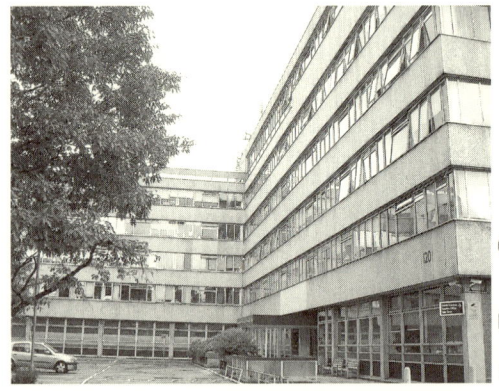

写真1.4 タビストック・クリニック
Tavistock Centre
所 120 Belsize Lane, London NW3 5BA
http://www.tavi-port.org

　タビストック・クリニックは、精神分析や心理療法のメッカともいえる病院です。1920年にミラーによって、シェル・ショック（戦争神経症）の研究のために作られました。もともとロンドンのブルームズベリ地区のタビストック・スクエアという場所に作られたために、この名前があります。その後何回か移転して、1967年に現在のハムステッド地区に移りました。

　タビストック・クリニックにいる人たちはクリニックのことを「タビ」と呼んでいますので、ここでもタビと略すことにしましょう。

メラニー・クラインの影響の強いタビ

　フロイトの死後、イギリス精神分析学会は、アンナ・フロイト派、メラニー・クライン派、独立グループに分かれたことは前述のとおりです。タビは、このうちクライン派の影響を強く受けています。

　メラニー・クライン（1882〜1960年）は、はじめベルリンで小児臨床の仕事をしていましたが、1924年にイギリスに渡りました。以後はロンドンで、子どもの精神分析療法を発展させました。クラインは、1926〜48年にアンナ・フロイトと激しく論争し、1941年頃にはメラニー・クライン・グループを作るようになりました。このグループからは、ビオンやローゼンフェルトやスィーガルといった理論家が出て活躍しました。現在もイギリスでは、アンナ・フロイトのグループをしのぐ勢力になっています。日本でもメラニー・クラインの紹介は積極的におこなわれ、メラニー・クライン著作集全7巻（誠信書房）が出版されています。

　クラインの理論は、子どもの臨床だけでなく、大人の精神病や人格障害の臨床に影響を与えました。対象関係論はメラニー・クラインの理論を基礎にして生まれました。また、アメリカのカーンバーグの理論などにも影響を与えており、境界例の臨床において、世界的に評価されるようになりました。

世界の精神分析をリードしたタビ

　タビにおいては、1940年代にクライン派のビオンがグループ心理療法を発展させます。

　1950年代には、ジョン・ボールビィが愛着理論や母子分離の研究を華々しく発展させます。メアリー・エインスワースとともに、母子関係についての共同研究をおこないました。ボールビィが愛着と分離不安の理論を体系化した大著『愛着と喪失』は世界的な反響を呼び、現在でもイギリスの書店に並べられているロングセラーです。これを受けて、1960年代のタビでは幼児観察法が大きく展開し、世界の発達心理学をリードします。

また、独立グループの中から、有名なイギリス対象関係論が育ちます。フェアバーン、ウィニコット、ガントリップ、バリントといった臨床家が活躍しました。この中のバリントは、タビで活躍しました。

　1960～70年代には、マランとバリントが、ブリーフ心理療法のモデルを示して研究をおこないます。

　1960年代にはレインが実存哲学の影響を受けた仕事をし、のちに反精神医学の運動を展開します。

　また、1960年代からはシステミック家族療法が大きく展開し、世界の家族療法をリードしました。

心理療法の発祥地としてのタビ

　1950～70年代にかけて、「精神分析」から独立して、「心理療法」が生まれました。

　「精神分析」はフロイトの面接方法を忠実に受け継ぐものであり、週4～5回の面接を数年間続けます。これに対して、「心理療法」は週1～2回の面接であり、期間もそれほど長くありません。精神分析は患者が治療代を私費で払うのに対し、心理療法の治療費は国の保険から払われます（福祉国家イギリスでは、治療費は国が負担するので、患者は一銭も払う必要がないのです）。

　精神分析家は開業していることが多いのに対し、心理療法家の多くは公立の病院に雇われて仕事をしています。心理療法が精神分析から独立するにあたって、中心となったのがタビなのです。1960～70年代にかけて、タビにおいてマランやバリントが短期心理療法を開発し、こうした動きの引き金となりました。

タビの3つの機能：病院・研究所・学校

　現代のタビは、大きく3つの仕事をしています。

　第1は臨床の実践です。タビは、公立の病院であり、北部ロンドン地区

の精神科診療を担当しています。よく「北のタビストック・クリニック、南のモーズレイ病院」と並び称されます。タビでは、①子どもと家族の心理療法、②思春期の心理療法、③成人の心理療法という3つの科に分かれて、診療をおこなっています。

タビの臨床は、理論的にメラニー・クラインの影響が強いといわれています。

第2の仕事は研究です。もともとタビは事例研究が中心であり、1990年代にはグラウンド・セオリー、会話分析、解釈学的・現象学的分析などの新しい質的方法を用いた研究がおこなわれるようになります。

1990年代後半になると、イギリスの心理療法はエビデンス（実証）にもとづく実践の哲学を取り入れるようになりました。これによって、タビにおいても、うつ病や児童・思春期の患者を対象として、無作為割り付け対照試験（RCT）を用いた心理療法の効果研究がおこなわれるようになりました。クリニックの年報をみると、施設をあげて、治療効果のモニタリング、臨床的効率と効果の研究をおこなっていると宣言し、具体的な研究プログラムが掲載されています。

タビはもともと研究機関ではないので、「教授」といったポストはありません。いろいろな大学の教授が、タビと兼任で仕事をしているといいます。とくにエセックス大学、ミドルセックス大学、東ロンドン大学、ロンドン大学バークベックカレッジ、ロンドン大学ユニバーシティ・カレッジの5大学との連携が強いとのことです。

第3の仕事は臨床のトレーニングです。タビはイギリスで最大の心理療法の学校です。以前、タビに、「トレーニング・コースに関心があるので、プロスペクタス（学校案内）を送ってください」という電子メールを出したところ、りっぱなプロスペクタスを日本まで送ってくれました。その後もずっと、タビの講演やセミナーの案内が定期的に自宅に送られてきています。訓練コースについてはインターネットでも調べられます。

タビの訓練コースには55のコースがあり、1500名が学んでいるそうです。入門コース、子どもの心理療法、大人の心理療法、システミック心理療法（家族療法）など、いろいろな訓練コースがあります。ほとんどは1

年単位のコースです。本格的に資格をとるためには、4年以上かかるということでした。

日本からも多くの人が留学しています。タビで心理療法の訓練を受けている日本人は、つねに10名以上いるということです。

2002年には、タビで働いていた森野百合子氏に案内してもらい、タビの中を見学することができました。森野氏がスーパービジョンを受けていたシャーロッテ・バーク先生のオフィスにおじゃまして、少し話を聞きました。バーク先生は、家族療法について多くの著書を出しています。オフィスの中はシンプルで、絵画が飾ってあり、とても落ち着く雰囲気でした。

タビの中に入ってみよう

タビの中に入ってみましょう。

入り口を入ると、正面が書店になっています。カルナック書店が、タビの中に店を出しています。この書店では、精神分析や心理療法の本が並んでいます。いろいろなグッズも売っています。タビは出版活動もおこなっており、「タビストック・クリニック・ブック・シリーズ」などを出しています。なお、日本でも、以前、「タビストック 子どもの発達と心理」というシリーズ本が出ていました。

タビの建物のほとんどは、臨床家のオフィス兼治療室となっています。

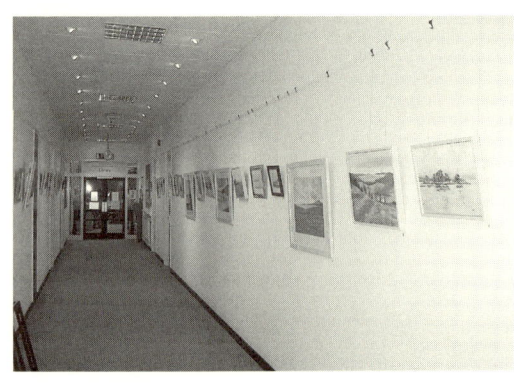

写真1.5
絵画がディスプレイされているタビの内部

自分の個室で、患者さんと面接したり、研究をしたりします。写真1.5 のように、廊下にはパネルに入った絵画がずらりと並んでいます。建物の外観は古いのですが、中は清潔感があります。

　1階の廊下には、タビに貢献した人たちの肖像写真が並んでいます。バリント、ボールビィ、ビオンなど、ひとりひとりの写真を見ていくと、いかにタビが偉大な臨床家を生んできたかがわかります。

　また、1階の廊下のつきあたりには図書室があります。図書室は誰でも有料で（15ポンド）利用できます。私も中に入って図書室を利用しました。精神分析、心理療法、発達心理学の書籍や雑誌が主であり、フロイト、ユング、ウィニコット、ラカンなどのビッグネームの本にはコーナーが作られて、ラベルが貼ってあります。タビの臨床家の著作や論文を集めたコーナーもあり、これを見ればその仕事の内容がわかります。また、ビデオのライブラリは充実していて、臨床実践の映像がたくさん集められていました。

　また、ここで臨床の仕事をしている阿比野宏氏を紹介してもらい、オフィスを訪ね、タビでの臨床などについて、長い時間、お話を聞くことができました。阿比野先生のオフィスには寝椅子があり（写真1.6）、これを使って本格的な精神分析をおこなうこともあるということでした。その写真も撮らせていただきました。

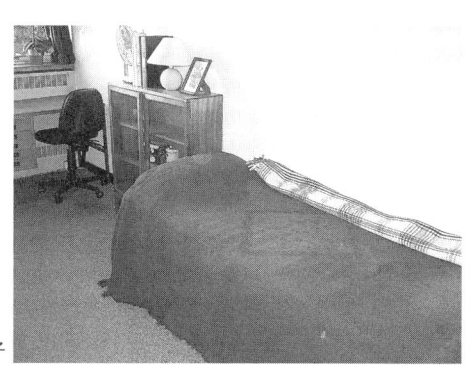

写真1.6
タビで治療に使われている寝椅子

ポートマン・クリニック

　タピストック・クリニックの北隣には、ポートマン・クリニックがあります（写真1.7）。

　1933年に、精神分析のエドワード・グローヴァーらが中心となって、非行をもつ青少年の精神分析療法が開始されました。それがのちにポートマン・クリニックとなりました。このクリニックは、犯罪行動、暴力行為、性犯罪をもつ人に対する心理療法をおこなっています。こうした領域に特化した外来の心理治療施設は、イギリスでもここだけです。

　1994年にタピストック・クリニックとポートマン・クリニックは合併して、「タピストック・センター」と呼ばれるようになりました。ポートマン・クリニックの創始者エドワード・グローヴァーは邦訳『フロイトかユンクか』（岸田秀訳、せりか書房）もある有名な分析家です。彼はアンナ・フロイト派に属していたので、メラニー・クライン派のタピストッ

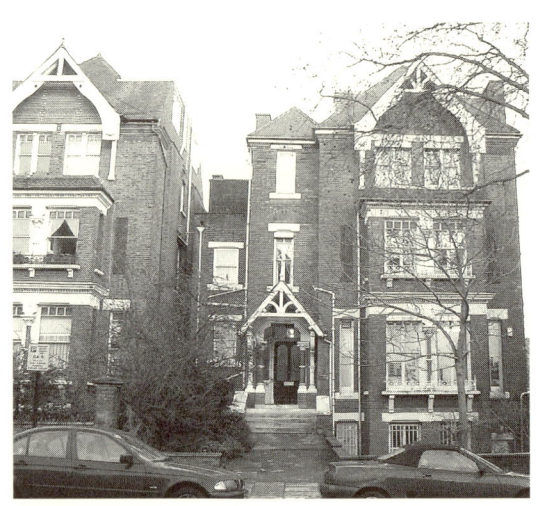

写真1.7　ポートマン・クリニック
Portman Clinic
所　8 Fitzjohns Avenue, London NW3 5NA
http://www.tavi-port.org/about/portmanclinic.html

ク・クリニックとは仲が悪かったそうです。しかし、サッチャーとメージャー政権下で医療システムの合理化が図られ、多くの医療機関が合併しました。仲の悪かったタビストックとポートマンの合併も時代の流れというものでしょう。

タビの関連施設

フィッツジョンズ通りを東側に並行して走るのがディルハム・ガーデンズ通りです。ここを北に行くと、2つの建物がひっそりと建っています。いずれもタビの関連施設です。「タビストック・マルベリー・ブッシュ・デイユニット」は子どもの治療・教育施設であり、タビの子どもと家族の心理療法部の下部組織です。複雑な行動障害や情緒障害をもち、教育委員会から特別教育（SEN）の必要があると判断された18歳未満の子どもを対象としています。心理療法士や教育心理士などのチームが集中的な治療・教育をおこなっています。「モンロー・ヤング・ファミリー・センター」は、児童虐待や放置の危険が高い家族を対象として、アセスメントや治療をおこなう施設です。

ユング派の分析心理学会

ロンドンには、ユング派の流れもあります。カール・ユング（1875～1961年）ははじめフロイトの弟子でしたが、1914年頃から独自の理論を作り、「分析心理学」と呼ぶようになりました。ユングは何回もイギリスを訪れてセミナーをおこないました。ユングの影響を受けた人たちは、1922年にロンドンに分析心理学クラブを作りました。それは、1946年に分析心理学会に発展します。分析心理学会で教育を受けた分析家はこれまで150名以上いるということです。フォーダムやサミュエルズ、カルシェドといった人たちが出て活躍しました。

分析心理学会の事務所は、タビのすぐ向かいにあります。ディルハム・ガーデンズ通りを1本隔てて、ベルサイズ・レーンに面したふつうの2階

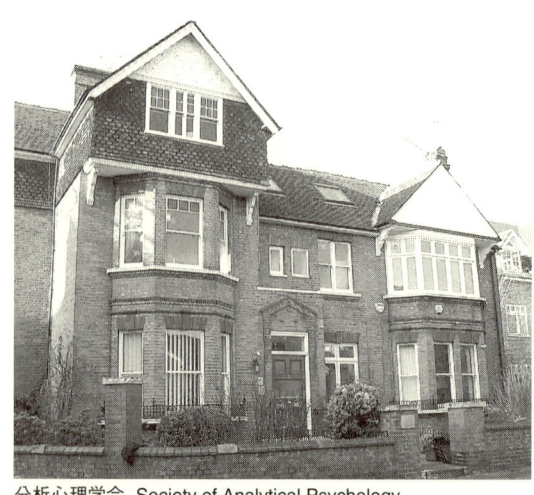

写真1.8 ユング派分析心理学会と集団分析研究所のある建物

分析心理学会 Society of Analytical Psychology
所 The 1 Daleham Gardens, London NW3 5BY
http://www.jungian-analysis.org

集団分析研究所 Institute of Group Analysis
所 1Daleham Gardens, London NW3 5BY
http://www.groupanalysis.org

建ての民家です（写真1.8）。表札に「分析心理学会およびC・G・ユング・クリニック」と書かれてありますが、知らないと見過ごしてしまいます。

その後、ユング派は、1977年からユング派分析家協会（AJA）という協会を作りました。AJAの事務所にも行ってみました。地下鉄ジュビリー線で、フィンチリー通りのひとつ手前のスイス・コテージ駅で降りると、すぐにエトン・アベニューがあります。静かな住宅地の一角に事務所があります。小さいふつうの民家の３階部分が事務所になっています（写真1.9）。

こうした建物を見るにつけても、イギリスではユング派の分析心理学が広まっていないのは明らかです。イギリスの臨床心理学者にユングについて聞くと、神秘主義的なところがあるため、受け入れられていないそうです。

1 ハムステッド精神分析地区

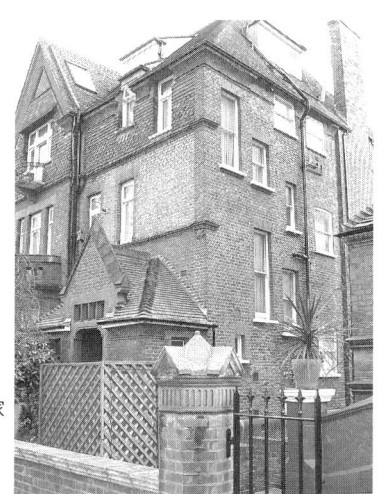

写真1.9 ユング派分析家協会（AJA）のある家
Association of Jungian Analysts
所 7 Eton Avenue, London NW3 3EL
http://www.jungiananalysts.org.uk/

集団分析研究所

　ユング派の分析心理学会と同じビルにあるのが、集団分析研究所です（**写真1.8**）。同じ建物に、もうひとつ「集団分析研究所および集団分析学会」という表札が出ています。知らないと見過ごしてしまうでしょう。

　集団分析研究所を設立したのは、ジークムント・フークス（1898～1976年）です。フークスはドイツ生まれの精神科医で、1933年にイギリスに渡り、ロンドンのセント・バーソロミュー病院やモーズレイ病院で仕事をしました。また、タビのビオンがおこなった「ノースフィールド実験」にも加わり、こうした体験から集団分析の技法を考えだし、1952年には集団分析学会を設立しました。また、1971年には集団分析研究所を作りました。その後、集団分析研究所では、パインズらがフークスの仕事を発展させました。

カルナック書店

　カルナックは精神分析関係の書店です。地下鉄フィンチリー・ロード駅

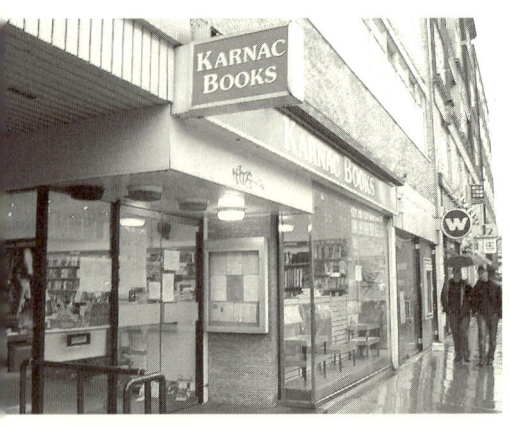

写真1.10 カルナック書店
（フィンチリー通り）
Karnac Books
所 118 Finchley Road, London NW3
http://www.karnacbooks.com

前店（写真1.10）と、タビストック・クリニック店の2つの店舗があります。

どちらも決して大きな店ではありませんが、かなり充実しています。精神分析・心理学関係では、ロンドンでいちばんの品揃えでしょう。いくつかのカテゴリーにきちんと分類されています。心理学、家族療法、集団療法、カウンセリング、統合失調症、子ども、認知療法、心理学などのコーナーに分かれて本がおいてあります。

なお、書店の向かいには英国整骨療法医学カレッジがあります。

また、地下鉄フィンチリー・ロード駅を西のほうに行くと、夏目漱石が下宿していたプライオリー通りがあります。漱石はロンドンに来て、ガワー通りに宿をとり、次に下宿をしたのがこの西ハムステッド地区でした。しかし、この下宿には43日間しか住まず、次に南ロンドンのカンバウェル地区に移ってしまいました。

英国心理療法家協会

心理療法家の私的養成機関として、英国心理療法家協会（BAP）があります。1951年にロンドンに作られた心理療法家協会（AP）がもとになって、1964年に英国心理療法家協会と改名されました。BAPはいくつかの訓練コースに分かれています。すなわち、①成人への精神分析的心理療法、

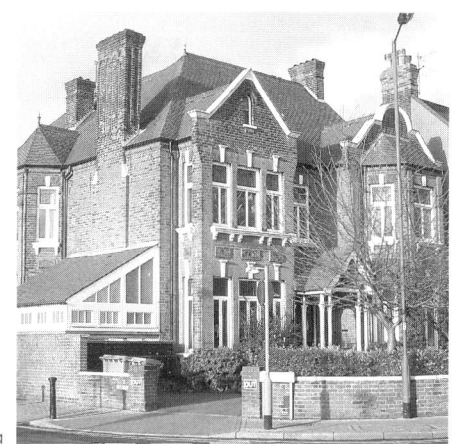

写真1.11 英国心理療法家協会
（BAP）
British Association of Psychotherapists
所 37 Mapesbury Road, London NW2 4HJ
http://www.bap-psychotherapy.org

②成人へのユング派心理療法、③子どもと思春期への精神分析的心理療法、などです。ここを訪ねてみました。

地下鉄ジュビリー線で、フィンチリー・ロード駅のふたつ先のキルバーン駅で降りて10分ほど歩くと、メイプスベリー通りの一角にBAPの事務所があります。まわりは静かな住宅地で、ふつうの民家が事務所になっています（写真1.11）。

精神分析療法をどう評価するか

イギリスの臨床心理学者に、精神分析療法をどう思うかと聞いてみたことがあります。彼らは、人間の心を研究する方法論や文化論・芸術論としては精神分析を高く評価しています。フロイトが天才であったことは、誰も否定しないでしょう。

しかし、イギリスの臨床心理学者は一様に、臨床的な治療技法の効果については疑問であると言っていました。精神分析療法がどのくらいの効果があるのか、客観的なエビデンスはあまりありません。

イギリスでは1990年代に、政府が実証（エビデンス）にもとづく健康政策を採用しました。このため、あらゆる領域の医療に治療効果の実証を

求めるようになりました。これによって、「実証にもとづく臨床心理学」や「実証にもとづく心理療法」や「実証にもとづくカウンセリング」がさかんになりました。タピにおいても、それまでは治療効果研究に対する批判が強かったのですが、1990年代後半に入ると心理療法の効果研究がおこなわれるようになっています。

ロンドン大学ユニバーシティ・カレッジのピーター・フォナギーは、精神分析や心理療法の治療効果を調べました（p.62）。フォナギーは、アンナ・フロイト派の精神分析家です。彼らはイギリス政府のために、うつ病、不安障害・摂食障害、人格障害、統合失調症に分けて、心理学的治療の効果研究を総説しました。1996年に発表された報告書『どの治療法が誰にきくか？』によると、力動的心理療法や一般的なカウンセリングの効果を示すエビデンスはあまりありませんでした。

フロイトが眠るクレマートリアム

フロイトは1939年に亡くなり、ロンドンに葬られました。フロイトの墓はどこにあるのでしょう。伝記作者のように、あらゆる文献を探さないと見つからないと思っていました。ところがインターネットで調べたら、5分で見つかりました。有名人の埋葬場所が検索できるサイトがあるのです（http://www.findagrave.com）。

それによると、フロイトはゴールダーズ・グリーンのクレマートリアムに葬られていることがわかりました。サイトには、フロイトの遺灰の写真まで載っていました。フロイトは、妻のマーシャと末娘のアンナ・フロイトとともに、ここに葬られていました。

地図で探したら、それほど遠くではありません。そこで、行ってみることにしました。

地下鉄ノーザン線のゴールダーズ・グリーン駅で降ります。駅から15分くらい歩くと、ゴールダーズ・グリーン・クレマートリアムに着きました。クレマートリアムとは火葬場のことです。正面には、写真1.12のようなロマネスク風の建物が建っています。

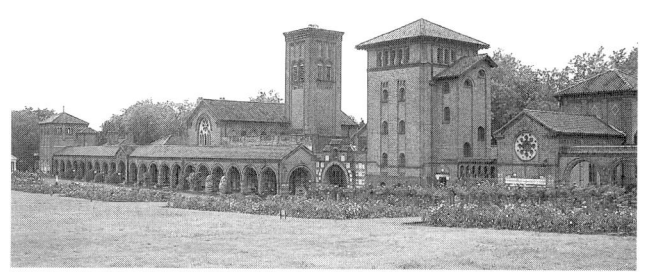

写真1.12 フロイト一家が眠るゴールダーズ・グリーンのクレマートリアム
Golders Green Crematorium
所 Hoop Lane, Golders Green, London NW11 7NL

　建物の中に礼拝堂や遺灰をおさめた部屋があります。その前には、花束がおかれていました。その奥に広い緑の庭園があります。墓石は建っておらず、何も知らなければ緑の多い公園と思うでしょう。花壇がたくさんあり、そこに小さな札がたくさん立っています。花の解説かと思い、よく見ると、人名と生没年が書いてあります。これが墓石の代わりになっているのでしょう。着いたのは夕方5時頃で、雨の日だったせいか、ひとりも見かけませんでした。

　このクレマートリアムで荼毘にふされた人として、フロイト一家のほか、作家のキプリング、バーナード・ショー、T・S・エリオットなどがいるそうです。

　クレマートリアムの向かい側は、通りをはさんでユダヤ人墓地になっています。こちらは、ずらりと墓石が立っているところや、石棺のようなものが並んでいるところが広がっています。明らかに墓地とわかります。この周辺には、多くの教会が建っています。

　ちなみに、ノーザン線の3つ先のコリンデール駅には、オリエンタルシティというアジア系のスーパーマーケットがあります。日本のヤオハンが作ったものですが、1997年にヤオハンは倒産し、経営者はアジア系の人に変わりました。大きな書店やフードコートや雑貨店なども入っていて便利でした（今は書店はないそうです）。ロンドンに住む日本人には有名なス

ーパーです。2002年に留学した私は、何回も出かけて日本の食料を調達したものです。

ハムステッド・ヒースのケンウッド・ハウス

フロイトが眠る墓地は、広大な草原「ハムステッド・ヒース」の周辺にあります。ぜひここに立ち寄ってみましょう（p.201）。

ハムステッド・ヒースの中にケンウッド・ハウスがあります。イギリスを代表する建物です。精神医学研究所に留学していたときに、ロンドンで観光するにはどこがよいかとイギリス人に聞いたところ、何人かから、このケンウッド・ハウスに行ってみるとよいと勧められました。ミシュランの旅行ガイドは、ケンウッド・ハウスを二つ星で推薦しています。風景画家のジョン・コンスタブルは、この地に住んで、ハムステッド・ヒースの美しさを描き続けました。

ケンウッド・ハウスに行くには、ゴールダーズ・グリーン駅からバスが出ています。地下鉄で行くには、ノーザン線をひとつ南に下り、ハムステッド駅で降ります。あるいは、前述のタビストック・クリニックが面するフィッツジョンズ通りを北に歩くと、地下鉄ハムステッド駅に達します。ただし、時間はかかります。

ハムステッド駅から、ハムステッド・ヒースの中の道を30分くらい歩くと、ケンウッド・ハウスの入口に着きます。

ケンウッド・ハウスの入口には、イングリッシュ・ヘリテージ（歴史的建造物を保存活用する政府機関）が管理しているという看板があります。車が入れないようになっています。

静かな森の中の道を歩いていくと、ケンウッド・ハウスが出現します（写真1.13）。白い美しい建物で、こぢんまりとしています。

建物の中には、レノルズやゲインズバラなどイギリスを代表する画家の絵があります。

また、フェルメールの『ギターを弾く女』という絵もあります。ちなみに、フェルメールの現存する全37枚の絵のうち4枚がロンドンにありま

1 ハムステッド精神分析地区

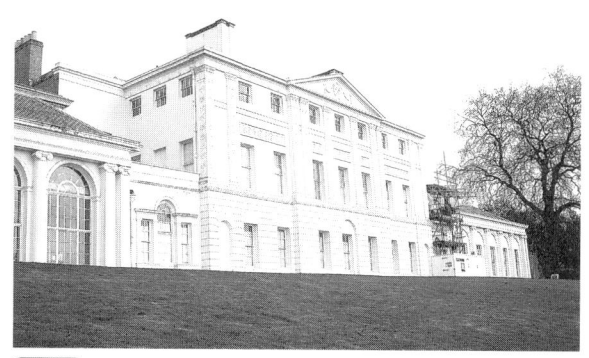

写真1.13 ケンウッド・ハウス
Kenwood House
所 Hampstead Lane, London NW3 7JR
http://www.english-heritage.org.uk/kenwood

す。あとの2枚はナショナル・ギャラリー、1枚はクイーンズ・ギャラリーです（朽木ゆり子『フェルメール全点踏破の旅』集英社新書）。私のようなフェルメールのファンにはたまりません。

　建物の裏側に回ると、庭園が見渡せます。ハウスは少し高台に建っているので、下を見渡す感じになります。池や森が見える風景は、これこそ英国式庭園という美しさです。ロンドンの中心の近くにこんな森の風景があるのは驚きます。

　2つの大きな池が見えます。ウッド池とコンサート池です。毎年、夏にはこの庭で大コンサートが開かれることで有名です。

ハムステッド池とフリート川

　ハムステッド・ヒースにはたくさんの池がありますが、主な池には1～18まで番号がついています。公園の西側に10個（1～10番）が点在し、東側に8個（11～18番）が並んでいます。

　11番ウッド池と12番コンサート池は、ケンウッド・ハウスの庭の中にあります。

8〜10番は「ハムステッド池」と呼ばれ、8番は水泳池（男女混合の水泳池）、9番はハムステッド第二池、10番はハムステッド第一池です。水泳池は水はあまりきれいではありませんが、泳げます。

ハムステッド池は、フリート川の源流になっています。フリート川は、この池を出たあと、カムデンタウンを通り、キングス・クロス駅からファリンドン通りに沿って南下し、テムズ川に注ぎます。今は埋められて暗渠となり、地下を流れています（p.202）。

ハムステッド池の近くには、キーツ・ハウスがあります。これは、詩人のキーツが暮らした家を保存したものです。

ハムステッド駅周辺の散策

地下鉄ハムステッド駅の周辺は、いかにもイギリスの高級住宅地という感じです。ミシュランの旅行ガイドで勧められています。このガイドに沿って歩いてみました。

ヒース通りを南下し、チャーチ・ロウに折れると、つきあたりにセント・ジョン教会があります。このあたりは坂道の多いところです。その横

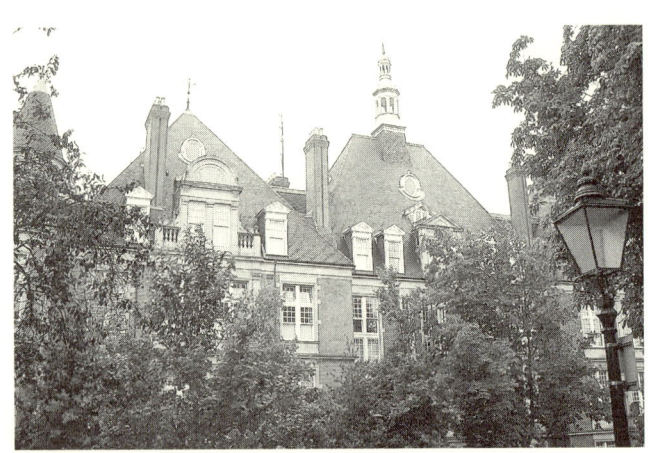

写真1.14 旧国立医学研究所の建物

のフログナール・ウェイを下りてフログナール通りに出ます。このあたりには蛙（フロッグ）がたくさんいたので、この名前がついたという説もあるそうです。

　フログナール通りには、ユニバーシティ・カレッジ・スクールがあります。ここは、ロンドン大学のユニバーシティ・カレッジの付属高校です。この高校は1830年に、ユニバーシティ・カレッジのあるガウアー通りに創設されたのですが、1905年に閑静なこの地に移りました。

　また教会に戻り、今度は墓地のある道を北上すると、セント・メアリ教会があります。つきあたりを右に曲って下りていくと、巨大な建物が見えてきます。この建物は以前の国立医学研究所でした（写真1.14）。今はふつうのマンションとなっています。

　このあたりは坂道が多く、道路が入り組んでいて、地図もわかりにくく、歩いていて迷ってしまいます。このあたりは、**11**（p.206）で述べるタイバーン川の源流にあたります。現在は、この川は地下にもぐって暗渠となっています。

　近くにはフェントン・ハウスがあります。アンティークの楽器を展示した博物館になっています。

2 ブルームズベリ西部地区

ロンドン入門としてのブルームズベリ地区

　ロンドンのブルームズベリ地区には、臨床心理学や精神医学の施設がたくさんあります。地図3はブルームズベリ地区の略図です。見逃せないポイントがたくさんあります。例えば、大英博物館、ユニバーシティ・カレッジ・ロンドン、教育研究所、バークベック・カレッジ、神経学研究所、大英図書館などです。ロンドンへ行ったら、ぜひブルームズベリを見てください。

臨床ツアーの出発点

　こころの臨床ツアーの出発点として、ブルームズベリ地区は最適です。
　その理由として第1に、この地区はロンドンの中心部にあり、交通の便がよいことです。地図に示すように地下鉄の駅が7つもあり、7つの路線が通ります。この地区を起点とすると、ロンドン各所に行きやすいのです。
　第2に、この地区は治安も比較的よいので、ロンドン散歩の入門としては最適です。ブルームズベリ地区には、昔から多くの作家や科学者が住んでいました。ロンドンの史跡をあらわす「ブループラーク」がいたるところに貼ってあり、これを見て歩くのも楽しみです。
　第3に、ブルームズベリ地区にはホテルが多いので、ツアーの拠点として便利です。ガウアー通り、ブルームズベリ通り、モンタギュー通りなどにはホテルが集まっています。ロンドンに来て、ここのホテルに宿泊する日本人もたくさんいます。100年前に夏目漱石がロンドンに来たときも、はじめはガウアー通りに下宿しました。ここを歩くと、日本人らしい人たちとよく出会います。日本食のレストランも何軒かあります。
　ロンドンのホテルのひどさに驚かないでください。ロンドンは物価が高

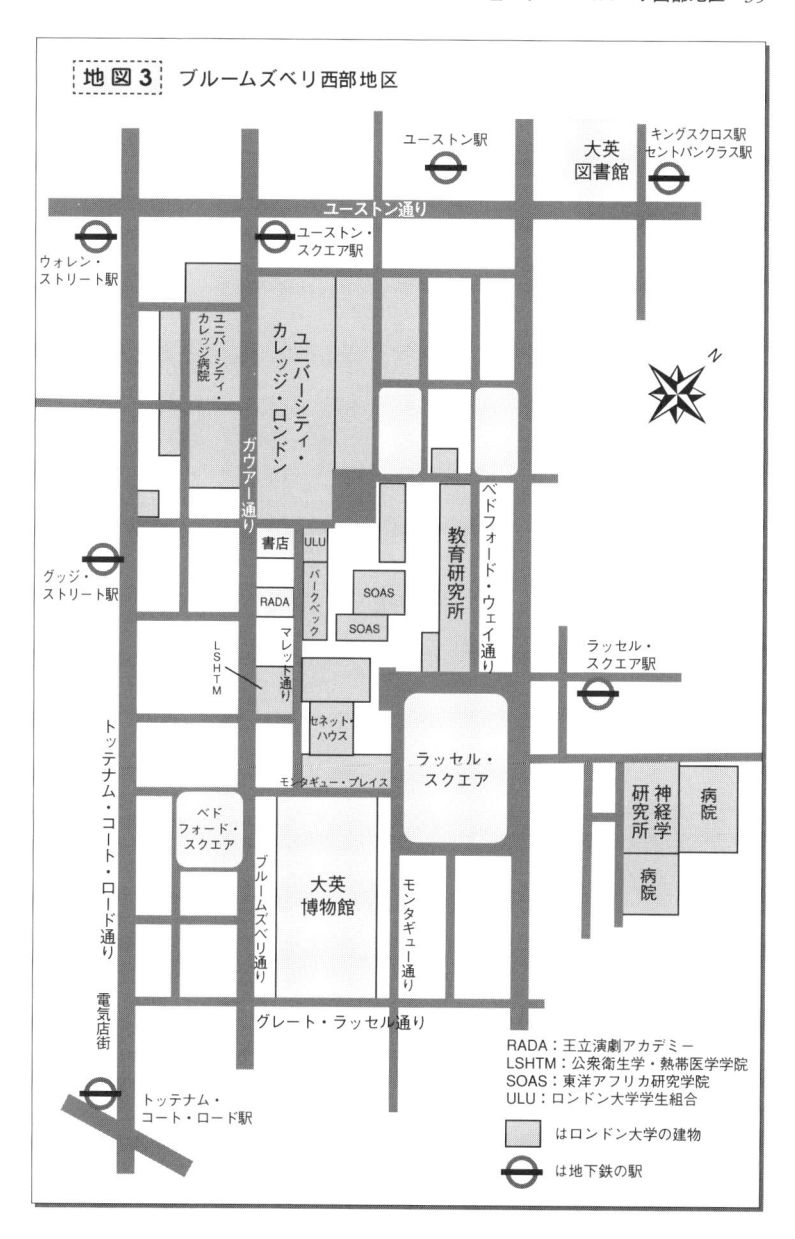

2 ブルームズベリ西部地区 35

| 地図3 | ブルームズベリ西部地区 |

ユーストン駅
大英図書館
キングスクロス駅
セントパンクラス駅
ユーストン通り
ウォレン・ストリート駅
ユーストン・スクエア駅
ユニバーシティ・カレッジ病院
ユニバーシティ・カレッジ・ロンドン
ガウアー通り
ベドフォード・ウェイ通り
グッジ・ストリート駅
書店
ULU
バークベック
RADA
SOAS
SOAS
教育研究所
LSHTM
マレット通り
ラッセル・スクエア駅
セネット・ハウス
モンタギュー・プレイス
ラッセル・スクエア
ベドフォード・スクエア
神経学研究所
病院
病院
トッテナム・コート・ロード通り
ブルームズベリ通り
大英博物館
モンタギュー通り
電気店街
グレート・ラッセル通り
トッテナム・コート・ロード駅

RADA：王立演劇アカデミー
LSHTM：公衆衛生学・熱帯医学学院
SOAS：東洋アフリカ研究学院
ULU：ロンドン大学学生組合

　　　はロンドン大学の建物

　　　は地下鉄の駅

く、とくにホテルは値段が高いことで有名です。日本と同じ値段でロンドンの部屋に泊まると、かなりランクの低い部屋になってしまいます。日本と同じレベルの部屋に泊まるには、一般に日本の2倍のお金がかかると考えておいたほうがよいでしょう。

大英博物館：何年かかっても見尽くせない

　大英博物館には、世界中の考古学的・人類学的資料が集められています。パルテノン神殿がごっそり展示されていたり、トルコの神殿がそのまま再現されていたり、まさに「大英帝国」の権力と文化力に圧倒されます。展示室は90もあります。私は5〜6回はここを訪れましたが、まだ全部を見尽くしていません。

　大英博物館に行くには、地下鉄トッテナム・コート・ロード駅で降りるとよいでしょう。駅から歩いて5分ほどです。グレート・ラッセル通りに正門があります。門を入ると、写真2.1のような古典主義様式（イオニア式）の壮麗な建物が姿をあらわします。

　なお、地下鉄トッテナム・コート・ロード駅から大英博物館へ行く途中

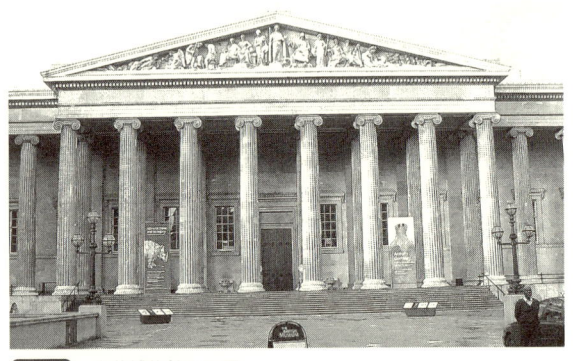

写真2.1　大英博物館の正面
British Museum
所 Great Russell Street, London WC1B 3DG
http://www.thebritishmuseum.ac.uk（日本語サイトもあり）

に、トッテナム・コート・ロード通りの電気店街を通ります。ここは「ロンドンの秋葉原」と呼ばれています。東京の秋葉原と比べてみてください。日本がイギリスを完全に追い越してしまっていることが実感できるでしょう。

トッテナム・コート・ロード通りの西側には、バージニア・ウルフが住んでいたフィッツロイ・スクエアや、ブリティッシュ・テレコム・タワー（ブルームズベリ地区を歩いて迷ったときはこの塔が目印になります）や、ポロックおもちゃ博物館などがあります。ポロックおもちゃ博物館は、世界のおもちゃを集めて展示してあります。知覚心理学のデモンストレーションで出てくる回転のぞき絵とか、ステレオスコープなどもあります。日本の民芸品もあり、日本語の案内もおいてあります。

マルクスが座っていた閲覧室

大英博物館の中には図書館があります。私もイギリスの臨床心理学について調べるために、大英博物館で調べ物をしようとしました。大英博物館の閲覧室（リーディングルーム）は壮観です。写真2.2 に示すように、書棚は3階建てになって、巨大な吹き抜けのホールの壁全体が書庫になっています。

ここは、カール・マルクス（1818〜1883年）が『資本論』を書いたと

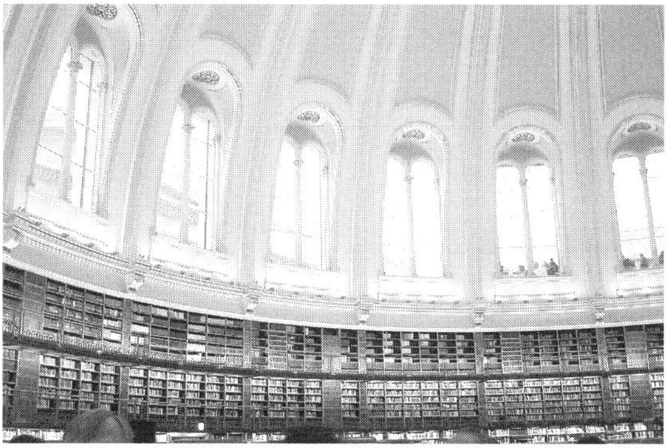

写真2.2
大英博物館の閲覧室

ころとして有名です。マルクスがよく座っていたのはK8という席だったそうです（ビートたけし『たけしの大英博物館見聞録』新潮社）。また、『オカルト』や『アウトサイダー』を書いたコリン・ウィルソンも大英博物館に通って勉強しました。閲覧室の入り口のまわりにある本棚には、大英博物館にゆかりの作家や学者の本が作者のアルファベット順に並んでいます。サマセット・モーム、H・G・ウェルズ、ジョージ・オーウェル、トーマス・ハーディ、バートランド・ラッセル、ジョン・ル・カレといったイギリスの作家がほとんどですが、なぜかマルクス、レーニン、トロツキーといったロシアの思想家の本がたくさんあります。

閲覧室の中に入ってみよう

閲覧室を訪れた日本の見学者は、遠慮してか、入り口のところだけ見て部屋を出てしまうようです。しかし、この部屋の中には自由に出入りできますので、中へ入って本を手にとってみましょう。端から哲学・宗教・社会科学・自然科学・工学・芸術・歴史と続いています。閲覧室の中央に円形のコーナーがあり、レファレンス・センターとなっています。ここには、蔵書カードが台紙に貼られた図書目録のファイルが何千冊とおいてあります。閲覧室の2階以上には行けません。

よく、大英博物館で毎日夜遅くまで研究したという日本人の学者の話を聞きます。以前は、推薦状を持参して入館証をもらわないと入れませんでした（中に入れるということは、学者としてのステータスが認められることでした）。今はその必要はなく、誰でも中に入れます。そうした研究者のための機能は、1998年から大英図書館（p.63）に移ったからです。

大英博物館グッズのベスト3

大英博物館には、レストランやカフェやトイレやクロークやショップなどがそろっているので、ツアーの基地として便利です（しかも入館無料）。ロンドン大学との行き来には、北側の出入口が便利です。

館内には、エジプト・ショップ、子ども用ショップ、ブック・ショップなどがあり、記念品やおみやげとして面白いグッズがたくさんあります。エジプト・ショップでは、ロゼッタ・ストーンもの、ミイラもの、動物ものの3つが代表的です。こうしたグッズは、大英博物館のホームページで見ることができますし、直接買うこともできます。

なお、ロンドンのヒースロー空港のターミナル4には大英博物館直営の店があり、グッズを販売しています。それだけ大英博物館グッズは人気があるということです。帰国前に寄ってみると楽しいでしょう。

ロンドン大学はロンドン市内全体に広がる

大英博物館の北側にロンドン大学の建物が点在します。

こころの臨床ツアーを10倍楽しむためには、ロンドン大学の構成を頭に入れておくとよいでしょう。ロンドン大学は、日本の大学のように、最初から法学部・文学部・医学部というように計画的に作られたわけではありません。表2.1をご覧ください。

ロンドン大学は、20個のカレッジや研究所の集合体です。歴史的にいろいろな経緯でできたカレッジや研究所をまとめて、「ロンドン大学」という名前で呼ぶようになったのです。「カレッジ」といっても、「単科大学」のことではありません。各カレッジはいろいろな学部をもっており、総合大学に近いものです。これらのカレッジはそれぞれ独立した教育をおこなっていますが、学生が卒業すると、ロンドン大学から学位が授与されるようになっています。

ですから、同じような学科がカレッジごとにあります。例えば、「心理学科」はロンドン大学全体では7つもあります。それを表2.2に示します。

表2.2に示すように、ロンドン大学の7つのカレッジや研究所が心理学科をもっているのです。それらのいくつかをこのツアーで回ります。

表2.2に示す心理学科のうち、臨床心理士の指定校になっている心理学科が3つあります。ユニバーシティ・カレッジ・ロンドンの心理学科、キングス・カレッジ精神医学研究所の心理学科、ロイヤル・ホロウェイ・カ

■表2.1　ロンドン大学を構成するカレッジや研究所

```
                                                              本書で
                                                              登場する章
          ┌─ ①ユニバーシティ・カレッジ・ロンドン（UCL） ……… 2
          │    ├ 心理学科 ……………………………………………… 2
          │    ├ 神経学研究所（IoN） ………………………………… 3
          │    ├ 小児健康研究所 …………………………………… 3
          │    └ スラブ東欧研究学校 ……………………………… 2
          ├─ ②キングス・カレッジ・ロンドン（KCL） …………… 5
          │    ├ 精神医学研究所（IoP） ………………………………… 7
          │    └ ガイズ・キングス・セントトマス医学校 ……… 5, 6, 7
          ├─ ③バークベック・カレッジ ……………………………… 2
   ロ     ├─ ④インペリアル・カレッジ
   ン     ├─ ⑤クイーン・マリー・カレッジ ……………………… 4
   ド     ├─ ⑥ゴールドスミス・カレッジ ………………………… 6
   ン     ├─ ⑦ロイヤル・ホロウェイ・カレッジ ………………… 2
   大     ├─ ⑧教育研究所 …………………………………………… 2
   学     ├─ ⑨東洋アフリカ研究学院（SOAS） …………………… 2
          ├─ ⑩ロンドン経済学・政治科学院（LSE） ……………… 5
          ├─ ⑪ロンドン・ビジネス・スクール（LBS） …………… 9
          ├─ ⑫セント・ジョージ医学校
          ├─ ⑬公衆衛生学・熱帯医学学院（LSHTM） …………… 2
          ├─ ⑭薬学校 ………………………………………………… 3
          ├─ ⑮王立獣医学カレッジ
          ├─ ⑯英国王立音楽院（RAM） …………………………… 9
          ├─ ⑰コートルード美術研究所 …………………………… 5
          └─ その他のカレッジや研究所
```

■表2.2　ロンドン大学の心理学科と臨床心理士の指定校

心理学科	臨床心理士の指定校 （博士課程）
ユニバーシティ・カレッジ・ロンドンの心理学科	○
キングス・カレッジ精神医学研究所の心理学科	○
バークベック・カレッジの心理学科	×
ゴールドスミス・カレッジの心理学科	×
ロイヤル・ホロウェイ・カレッジの心理学科	○
教育研究所の心理学・人間発達学科	×
セント・ジョージ医学校の心理学科	×

レッジの心理学科の3つです。イギリスには26の指定校がありますが、ロンドン大学に3つも集中しているのです。イギリスの臨床心理士について、詳しくは拙著『認知行動アプローチと臨床心理学』(金剛出版)を参照ください。

ロンドン大学のキャンパスは、ブルームズベリ地区以外にも、ロンドン市内全域に広がっています。旅行ガイドブックにはよく、ロンドン大学は「こぢんまりした小さな大学」と書いていますが、これはブルームズベリ地区だけをロンドン大学だと誤解したためです。

ロンドン大学は、8万人の学生が学ぶイギリスで最大の大学です。オクスフォード大学やケンブリッジ大学の学生数が1.5万人であることを考えると、ロンドン大学がいかに巨大であるかがわかります。

ロンドン大学に来ている日本人の学生や大学院生は約1100名にのぼります。ロンドン大学の日本人学生が中心となったクリスマスのパーティには1000人規模の参加者があるそうです。研究者や大学教員などを含めるとそれ以上の日本人がロンドン大学にいるわけです。

セネット・ハウス：ロンドン大学のシンボル

大英博物館の北口はモンタギュー通りに面しています。そこからマレット通りを少し北へ行くと、右側に高い建物が見えます。ロンドン大学のセネット・ハウス（評議員会館）です。ロンドン大学のシンボル的な建物です。写真2.3 に示すように、アール・デコ様式の建物で、64メートルもあり、よく目立ちます。

セネット・ハウスは、夜はライトアップされて美しく、遠くからの目印になります。ロンドン大学巡りは、ここを起点とするとよいでしょう。

セネット・ハウスの中に入ってみましょう。中は図書室や会議室、スラブ東欧研究学校などになっています。

セネット・ハウスの図書館は、イギリスで最も規模の大きい図書館のひとつです。誰でも中に入れます。セネット・ハウスのエレベーターで4階に上がり、入り口でパスポートを示し、国籍や住所などを登録し、5ポン

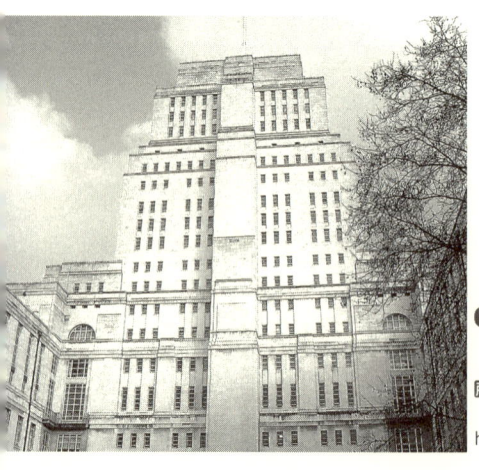

写真2.3 ロンドン大学セネット・ハウス
Senate House of University of London
所 Senate House, Malet Street, London WC1E 7HU
http://www.london.ac.uk

ドを払うと、一日閲覧チケットを作ってくれます。それで図書館を自由に使うことができます（一週間のチケットは25ポンド）。

4〜6階が図書室になっていて、膨大な図書があります。歴史的な書物が展示してある歴史的コレクションの部屋もあります。

心理学の本や雑誌は6階にあります。階段で4階から6階まで上り、左手にしばらく行くと心理学のコーナーがあります。本や雑誌はアルファベット順に並んでいます。古い歴史的な本が多く、歴史の重みを感じます。

この図書館には、英国心理学会が収集した心理学の図書や雑誌が保管されており、自由に閲覧できます。英国心理学会は、発足当時からロンドン大学に本部がおかれ、この大学と強い絆があったわけです。

バークベック・カレッジの中に入ってみよう

セネット・ハウスの前のマレット通りを少し行くと、バークベック・カレッジがあります（**写真2.4**）。ここはロンドン大学を構成するカレッジです（表2.1）。バークベック・カレッジは、もともと職業をもつ社会人に対する通信制の大学として創立され、1920年にロンドン大学の一組織となりました。カレッジとはいっても単科大学ではなく、人文科学部、社会科

2 ブルームズベリ西部地区 43

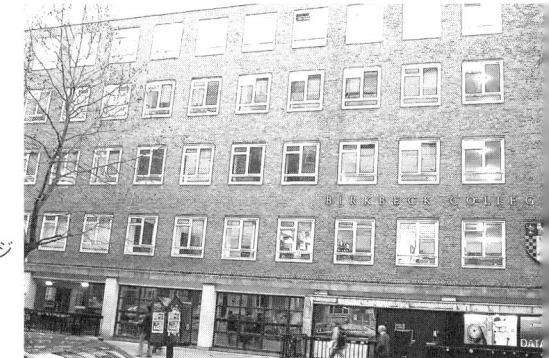

写真2.4 バークベック・カレッジ
Birkbeck College
所 Malet Street, Bloomsbury, London WC1E 7HX
http://www.bbk.ac.uk

学部、自然科学部、社会人継続教育学部という4つの学部をもつ総合大学です。

　バークベック・カレッジには心理学科があります。4人の教授をはじめとして26人の教員がいます。精神分析のステファン・フロシュがいます。また、認知心理学の教授マーク・ジョンソンは、脳波を用いた赤ん坊の認知についての研究で有名です。彼は脳認知発達センターを作り、子どもの認知発達を脳波を使って解析しています。ジョンソンのもとに留学していた東京大学の開一夫氏を訪ねたことがあります。

　心理学科以外にも、バークベック・カレッジの継続教育学部には、精神分析やカウンセリングのコースが設けられています。

　マレット通りにあるメイン・ビルの中に入ってみましょう。入り口を入ると受付があり、その前にはプロスペクタス（学校案内）がおいてありました。①学部、②大学院、③継続教育の3種類のパンフレットがあります。3つともかなり分厚く、お金のかかっているパンフレットです（もちろん無料）。

　マレット通りのバークベックの隣の大きなビルは、ロンドン大学学生組合（ULU）のビルです。また、マレット通りをはさんでULUの向かい側に、ウォーターストーンズという大きな書店があります。心理学や精神医学関係の本もそろっています。イギリスの学生がどのような本を読んでいるかを見てみると面白いでしょう。

マレット通りには、ロンドン大学公衆衛生学・熱帯医学学院（LSHTM）があります。ここはロンドン大学を構成する研究所です（表2.1）。またマレット通りには、王立演劇アカデミー（RADA）があります。RADAはプロの演劇人を養成する演劇学校で、卒業生にはピーター・オトゥールやアンソニー・ホプキンスなどがいるそうです。

東洋アフリカ研究学院と日本の石庭

すぐ近くには、東洋アフリカ研究学院（SOAS）があります（写真2.5）。ここはロンドン大学を構成するカレッジです（表2.1）。1916年に創設され、イギリスで唯一アジア・アフリカ研究を専門におこなう教育研究機関です。中にある図書館は、アジア・アフリカ分野の図書館としては世界最大規模です。この建物には多くのアジア系の学生が出入りしています。

中庭に変わった置き物がありましたので、紹介しましょう（写真2.6）。

SOASの本部の建物の向かいにはブルネイ・ギャラリーがあり、一般公開されています（入場無料）。入り口を入ると書店があり、世界各国につい

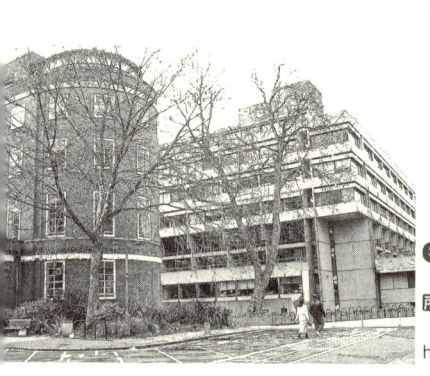

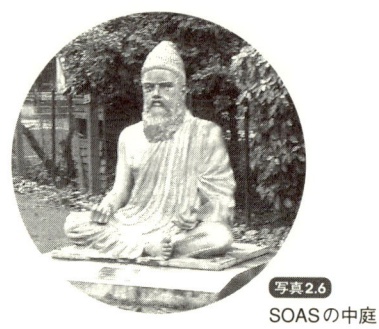

写真2.6 SOASの中庭

写真2.5 東洋アフリカ研究学院（SOAS）
School of Oriental & African Studies
所 Thornhaugh Street, Russell Square, London WC1H 0XG
http://www.soas.ac.uk

ての英語の本が売られています。日本についての英語の本もあります。書店の横からギャラリーに入ります。このギャラリーでは、いろいろなテーマの展示がおこなわれています。私が行ったときは、インドとバングラディシュの展示をしていました。

ブルネイ・ギャラリーの2階には、日本の石庭を模して作られた屋上庭園があります。

SOASには日本研究センターもあり、2人の教授がいます。また日本人のスタッフもいます。

教育研究所：学校心理学の発祥の地

SOASの向かいに、教育研究所の巨大なビルがあります。ここもロンドン大学を構成する研究所です（表2.1）。写真2.7のように、education（教育）の「e」という頭文字がシンボルマークとなっていて、ビルにも大きく書かれています。

教育研究所は、大学院レベルの教員養成機関として、1902年に作られました。現在でも毎年1000人ほどの教員を養成しています。その後、研

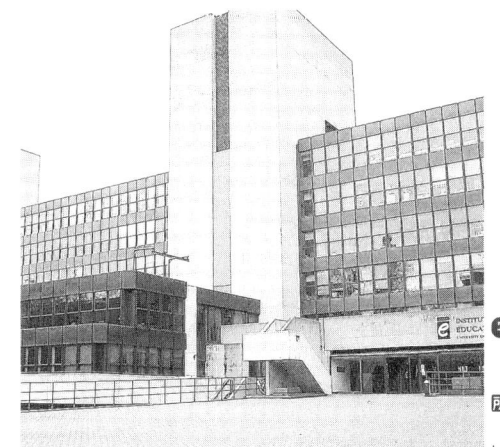

写真2.7 教育研究所（右下の入口にeのロゴマークが見えます）
The Institute of Education
所 20 Bedford Way, London WC1H 0AL
http://www.ioe.ac.uk

究活動もおこなうようになり、イギリスの教育学や教育心理学の中心地になっています。

ドイツの社会学者カール・マンハイム（1893～1947年）はナチスに追われてロンドンに亡命し、1946年からここの教授となりました。しかし、その翌年に53歳の若さで亡くなりました。教育研究所には、現在でもマンハイムの名前をつけた講座があります。

私が留学した2002年はちょうど創立100周年にあたり、いろいろなイベントがあり、百年史の本も出版されました。

現在の研究所は、12の学科に分かれています。約50名の教授をはじめとして、600名の研究教育スタッフがいます。その中のひとつに心理学科（心理学・人間発達学科）があります。教授2名を含めて、35名ほどのスタッフが研究をしています。研究領域は、学校心理学や教育心理学です。教授のジュリー・ドックウェルは、発達障害の研究をしています。

教育研究所は、学校心理学の発祥の地ともいえます。有名な心理学者シリル・バートは、1913年にロンドン州議会から正式な教育関係の心理学者として採用されました。非常勤ではありましたが、世界で最初の公式の心理学者のポストでした。つまり、世界で最初の公式の教育心理学者がバートでした。彼の任務は、子どもの定期的な心理学的調査や、学業遅滞児や優秀児、非行児の個別的な検査、教育的問題についての心理学的研究などでした。バートは1932年までこの仕事を続けました。そのバートが、1924～1932年まで教育研究所に勤めていました。

教育研究所の心理学科は、英国心理学会の教育心理士の指定校でもあります。教員資格のある人がここの修士の大学院コース（1年）を出て、1年間のスーパーバイズを受けながら実務経験を積めば、「公認教育心理士」になることができます。

教育研究所の中に入ってみよう

教育研究所はかなり開放的ですので、中に入ってみましょう。

受付では、研究所についてのパンフレットが無料で配られています。

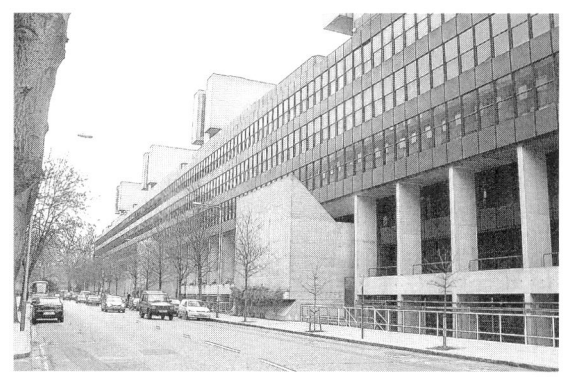

写真2.8 ベドフォード・ウェイ通り側から見た教育研究所

　地下に行くと学生組合があります。大学生協のようなところです。中のカフェテリアは広い空間にテーブルや椅子が並んでおり、訪問者にとってくつろげる空間です。トイレや、自由に使えるシャワー室までありました。

　売店では、ロンドン大学のロゴの入ったマグカップやTシャツ、トレーナー、カバン、パスケースなどを売っていました。

　教育研究所の入り口には、ブックストアがあります。ここには教育学と心理学の関係の本が多くあり、なかなか面白いところです。

　帰りは、ベドフォード・ウェイ通りの側から出てみましょう。こちら側から見る教育研究所は一段と巨大に見えます（**写真2.8**）。日本の大学の教育学部に比べると、10倍ほどの規模があります。

　ベドフォード・ウェイ通りを南に下ると、ラッセル・スクエアの公園に出ます。

ベドフォード・カレッジ：イギリスで最初の女子大学

　モンタギュー通りに出て、大英博物館の前を通り、ベドフォード・スクエアまで戻ります。ここには以前、イギリスで最初の女子大学であるベドフォード・カレッジがありました。現在でも、ベドフォード・スクエアには、史跡をあらわすブループラークが貼ってあります。そこには、「ロン

ドン大学ベドフォード女子カレッジは1849年にエリザベス・ジェッサー・リードによって創立された」と書かれています。ベドフォード・カレッジは、1985年にロイヤル・ホロウェイ・カレッジと合併して、現在は、ロンドン大学のロイヤル・ホロウェイ・カレッジとなりました。ここはロンドン大学を構成するカレッジです（表2.1）。このカレッジは、現在はここにはありません。

ベドフォード・カレッジでは、イギリスの臨床心理学に大きな影響を与えた医療社会学者のジョージ・ブラウンが教授を務めていました。ブラウンは、精神病理とライフイベントの定量的な実証研究を切り開き、臨床心理学や精神医学にきわめて大きな影響を与えました。ブラウンは1972年に、家族の感情表出（EE）が高いと統合失調症の再発率が高いことを発見しました。この発見がきっかけとなって、統合失調症の家族の感情表出や家族介入の研究が始まったのです。さらにブラウンは、若い女性を対象として、うつ病の発症とライフイベントの関係について調査し、『抑うつの社会的起源』という著書にまとめました。ネガティブなライフイベントがストレスとなって抑うつの引き金になることを実証したものであり、社会臨床社会心理学の金字塔となりました。

ベドフォード・スクエアの建物は、ジョージアン・テラス様式を代表する美しいものです。ミシュランの旅行ガイドは、ベドフォード・スクエアを二つ星で推薦しています。

ベドフォード・スクエアにはいろいろな人物が住んでいました。例えば、医学誌『ランセット』の創設者トーマス・ウェイクリーや、神経学者のドロシー・ホジキン（1963年にノーベル生理学医学賞を受賞）が住んだ家を示すブループラークが貼ってあります。

ユニバーシティ・カレッジ・ロンドンは単科大学ではない

ロンドン大学のセネット・ハウスから、ガウアー通りに出て、少し行くと、その両側にユニバーシティ・カレッジ・ロンドンがあります。UCLと略称されます。UCLの略図を 地図4 に示します。

2 ブルームズベリ西部地区 49

地図4 ユニバーシティ・カレッジ・ロンドン（UCL）付近

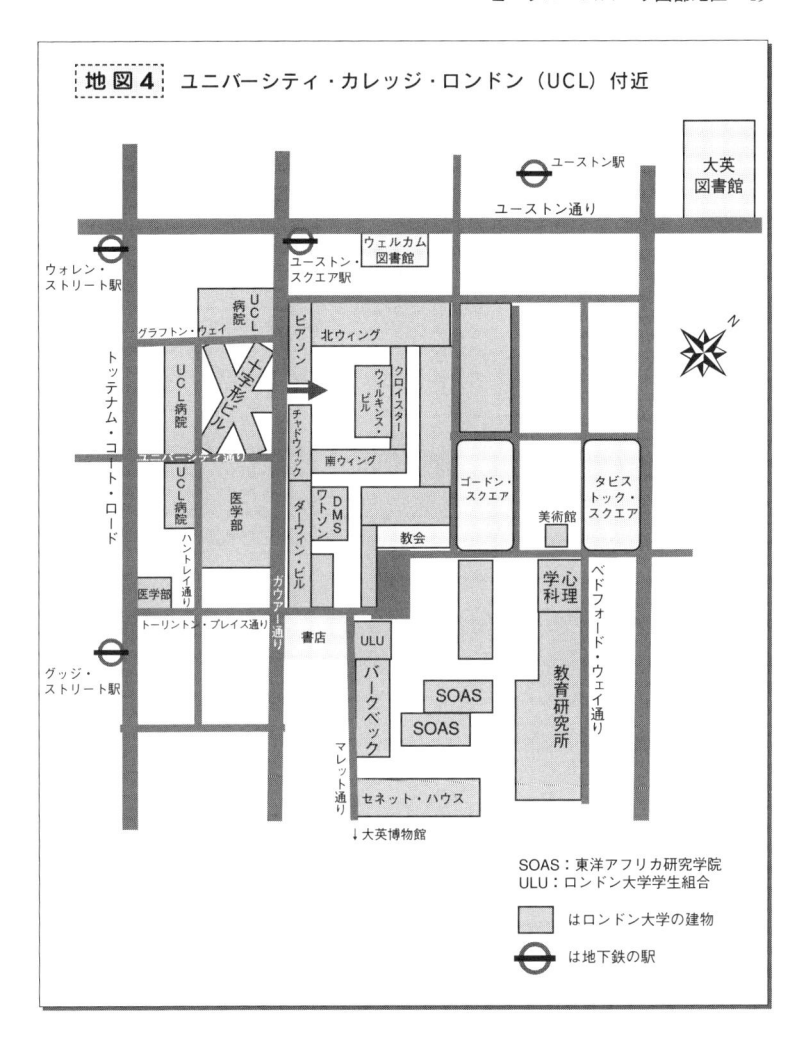

SOAS：東洋アフリカ研究学院
ULU：ロンドン大学学生組合

▢ はロンダン大学の建物
🚇 は地下鉄の駅

　UCLは、1826年に創設されました。1836年には、キングス・カレッジとともに「ロンドン大学」を作りました。
　カレッジという名前ですが、単科大学ではありません。芸術人文科学部や医学部など、いろいろな学部と研究所からなる「総合大学」です。UCL

の学生・大学院生は1万5千人であり、ここだけでオックスフォード大学に匹敵する大きさなのです。

ユニバーシティ・カレッジ・ロンドンは一般開放されています

ガウアー通りに正門がありますので、中に入ってみましょう。UCLには多くの博物館があり、一般開放していますので正門から自由に入れます。観光客もたくさんいて、とても開放的な雰囲気です。

入ると小さな中庭があり、その正面に、写真2.9 に示すようなポルティコ(柱で支えられた屋根つき玄関)のあるギリシャの神殿風の建物があります。これがウィルキンス・ビルです。このビルを設計したウィルキンスは新古典主義建築の代表者で、ほかにナショナル・ギャラリーも設計しています。

この建物でUCLの卒業式などの行事がおこなわれます。ウィルキンス・ビルの奥の中庭には、日本人の顕彰碑が建っています(p.54)。

ウィルキンス・ビルの中には、いくつかの博物館や美術館があります(入場無料)。「UCLアート・コレクション」には、そのときそのときでいろいろなテーマの美術展示がおこなわれています。北クロイスター展示室は小さな博物館であり、いろいろなテーマの展示物があります。私が行ったときには、「死」をテーマにした展示がおこなわれていました。また、

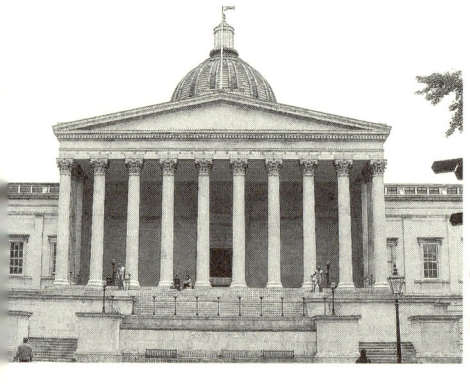

写真2.9 UCLのウィルキンス・ビル
University College London
所 Gower Street, London WC1E 6BT
http://www.ucl.ac.uk

2 ブルームズベリ西部地区 51

「フラクスマン・ギャラリー」というレリーフ美術の展示室もあります。なかでも最も有名なものは、ベンサムのオート・イコンです。

不気味なベンサムのオート・イコン

　ジェレミ・ベンサム（1748～1832年）は「最大多数の最大幸福」という言葉で有名な功利主義の哲学者です。UCLの創立者のひとりです。

　ベンサムは、自分の死体をミイラ化して保存するように遺言しました。以前は、ウィルキンス・ビルの中にそのミイラが展示されていたそうです。しかし今は、ミイラは別の場所に移され、ベンサムの蝋人形がおいてあります（写真2.10）。正装して白い手袋をはめ、散歩用のステッキをもち、椅子に腰かけています。無気味な人形です。ベンサムの幽霊がこの建物に出るという都市伝説がいろいろな本に書かれています。

　ベンサムの著作の説明パネルもあります。ベンサムは「パノプティコン」という刑務所を構想したことでも知られており、その模型や説明もディスプレイされています。パノプティコンといえば、ミシェル・フーコーが1975年の『監獄の誕生』の中で、社会の管理システムの比喩として批判的に論じたことでも有名です。

　UCLは創始者ベンサムの研究を活性化させる「ベンサム・プロジェクト」

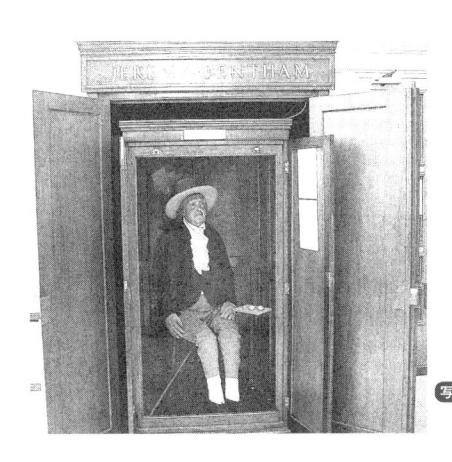

写真2.10　ベンサムのオート・イコン

を走らせています。また、ベンサム・ハウスという建物もあり、法学部の研究室になっています。

ユニバーシティ・カレッジ・ロンドンの博物館

UCLは、ほかにもいろいろな博物館をもっています（入場無料）。それらを解説したパンフレットも作られています。このパンフレットはUCL内でもらえますし、ホームページでも見ることができます。オクスフォード大学やケンブリッジ大学をはじめとして、伝統のある有力大学は学内に博物館や美術館をたくさんもっています。こうした博物館はたいてい観光客にも一般公開しており、大学のキャンパスに堂々と出入りできるので、ありがたいのです。

UCLのDMSワトソンビルの中には、ペトリー・エジプト考古学博物館があります。古代エジプトで発掘されたものが展示されています。「エジプト学の父」と呼ばれるフリンダース・ペトリーが収集したものです。狭い空間の中に膨大なコレクションが展示されていて驚きます。ミシュランの旅行ガイドでも紹介されているほどです。

ガウアー通りのダーウィン・ビルには、グラント動物学博物館があります。亀の写真が目印です。狭いスペースに動物の標本や骨格標本がぎっしり展示してあります。

考古学研究所の1階のギャラリーには、考古学の展示ホールがあります。

以上の常時一般開放されている博物館のほかに、予約しないと入場できない博物館もいくつかあります。ゴールトン・コレクション、地質学コレクション、民族誌コレクション、生物人類学コレクション、科学・医学コレクションです。このうちゴールトン・コレクションは心理学と大きな関係があります。

数量的心理学の基礎を作ったゴールトンのコレクション

ゴールトン・コレクションは、遺伝学者・統計学者であるフランシス・

ゴールトン（1822〜1911年）にまつわる科学的器具や日記、写真など500点を集めたミニ博物館です。

　ゴールトンは、心理学にも大きな影響を与えました。ケンブリッジ大学で数学・物理学・医学を学び、大学のポストにはつかず、多くのテーマについて独創的な科学的研究をおこないました。従兄のチャールズ・ダーウィンの影響を受けて、進化論を統計学的に裏づけようとしました。1869年には『遺伝的天才』という本を書いて、天才が遺伝的な基礎によって生まれることを示しました。個人差の研究をするために、テスト法や質問紙法を用いました。「相関関係」の考え方を考案し、心理学的なデータを統計学的に処理する方法を考えだしました。

　1884年には、人体測定と心理能力の測定のための研究室をロンドン大学に作りました。これがイギリスにおける最初の本格的な心理学研究室とされています。ここからピアソン、バート、スピアマンといった数量的な心理学者が多くあらわれました。ゴールトンの影響を受けてロンドン大学に関係した心理学者たちは心理学の「ロンドン学派」と呼ばれます。

　ゴールトン・コレクションは、ユーストン通りを渡って北に入ったウォルフソン・ハウスという建物にあります。この建物は、UCLの生物学科の研究室であり、コレクションは5階の小さな部屋にあります。

　私は以前、旅行中にコレクションを見学に行ったことがあります。小さな部屋の入口に、「ゴールトン・コレクション」と書いてありました。小窓から中をのぞくと、ゴールトンの像やショーケースが見えました。まわりの部屋にも誰もいなかったので、部屋の中を見ることはできませんでした。生物学科の研究者が片手間に管理しているようで、見学するには事前に予約が必要です。このときは予約の電子メールを出しておいたのですが、管理者が夏休みをとっていたため、OKの返事が来たのは1週間してからでした（こういうことはイギリスでは当たり前のことです）。そのときには私は日本に帰っていましたので、とうとうコレクションを見ることはできませんでした。

映画にもなったUCL留学生「長州ファイブ」

　UCLは意外に日本と関係が深く、ここで学んだ日本人には、伊藤博文や夏目漱石がいます。

　伊藤博文ら長州藩の武士5名は、明治維新前の1863年に脱藩同然に密航してイギリスに渡り、苦労を重ねてUCLで学びました。大英帝国の文化を目の当たりにして帰国した5人は、外国を排斥する攘夷の無意味さを命がけで説得したそうです。その後、5人は明治政府の中心となって、新しい日本の社会システムを作りました。初代総理大臣となった伊藤博文は「内閣の父」、初代外務大臣となった井上馨は「外交の父」といえるでしょう。また、山尾庸三は「工業の父」、井上勝は「鉄道の父」、遠藤謹助は「造幣の父」と呼ばれます。当時の留学とはこのように使命感あふれたものでした。

　この史実は『長州ファイブ』として映画化され、松田龍平の主演で2007年に公開されました（監督は五十嵐匠）。

　5人の日本人留学生については、現在のUCLの公式サイトにも紹介されています。UCLが昔から外国人に開かれた大学であったことを誇っているのです。

　1993年には、5人の日本人留学生を讃えて、UCLのウィルキンス・ビルの中庭に顕彰碑が作られました。横2メートル、高さ1.5メートルの大きな碑です（写真2.11）。

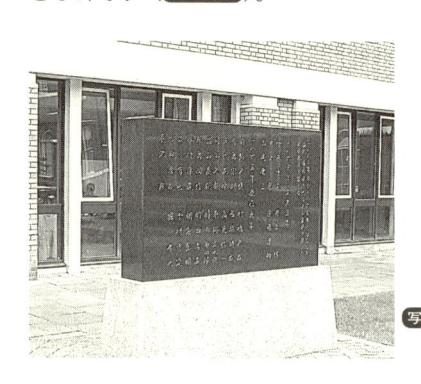

写真2.11　長州藩と薩摩藩の留学生の顕彰碑（ウィルキンス・ビルの中庭）

日本語で「一八六三年及び一八六五年にUCLを訪れ、帰国後近代日本の基礎を築いた先駆者達を讃える」と書いてあり、その日本人24名の名前が彫られています。長州藩に続いて、薩摩藩も19名をロンドンに留学させました。1993年の顕彰碑は、長州藩の5名と薩摩藩の19名の24名の先駆者を讃えたものです。

ロンドンの真ん中に日本語の碑があることは驚きです。一瞬、自分がどこにいるのかわからなくなります。近くの建物に貼ってあるプレートには、1993年にこの碑を除幕したのは駐英大使であると書かれています。

なお、日本の山口市や山口大学にも、彼らの顕彰碑が建てられているそうです。

一方、夏目漱石は1900年にUCLで文学のカー教授の講義を聴きますが、2カ月ほどでやめてしまいました。長州ファイブに比べるとだらしがありません。ついでにいうと、小泉純一郎もここで学んだのですが、学位をとったわけではありません（首相になったので、あとで名誉学位をもらったそうです）。

ダーウィン・ビルとユニバーシティ・カレッジ・ロンドンの生物学研究室

ガウアー通りには、ダーウィン・ビルがあります。進化論のダーウィンが1938～1942年に住んでいたビルで、案内板が貼ってあります。この建物は、現在はUCLの生物学関係の研究室になっています。この建物にはグラント博物館（動物学）があり、一般公開もしているので、中に入れます。

神経学の教授セミール・ゼキも有名で、著書には邦訳があります。『脳は美をいかに感じるか－ピカソやモネが見た世界』（河内十郎訳、日本経済新聞社）や『脳のヴィジョン』（河内十郎訳、医学書院）などです。私は、ゼキのもとに留学していた川畑秀明氏（現在、鹿児島大学教育学部）とお会いして、いろいろと案内していただきました。

このダーウィン・ビルの建物を、ダーウィンは「コンゴウインコの家」と呼んでいたそうです。壁紙とカーテンの色がインコに似ていたからです

（長谷川真理子『ダーウィンの足跡を訪ねて』集英社新書）。

発達心理学の出発点となったダーウィンの進化論

　チャールズ・ダーウィン（1809〜1882年）は、ケンブリッジ大学を卒業して、ビーグル号に乗り、5年間の航海に出ました。この航海で自然淘汰の考え方を固めたダーウィンは以後、進化論についての体系的な著作に専念しました。1957年に若い研究者アルフレッド・ウォレスがダーウィンの影響を受けて、同じような理論の論文をダーウィンに送ってきました。このため、ダーウィンはウォレスの論文とともに学会に自説を発表しました。ウォレスは事情を知って潔く身を引きました。ダーウィンは1859年に当初の計画を大幅に縮小して学説を1冊の本にまとめました。これが『種の起源』です。ダーウィンの進化論は、教会や学者からの強い反対が出ましたが、しだいに支持者を増やしていきました。2009年はダーウィン生誕200年にあたりますので、世界の生物学界は盛大に祝うようです。

　意外に思われるかもしれませんが、ダーウィンは、心理学に直接関係する研究もしているのです。ひとつは表情論であり、動物から人間にいたる表情について考察したものです。これは現代の感情心理学の出発点となりました。もうひとつ、幼児の発達についての研究もしています。前者は系統発生的な視点であり、後者は個体発生的な視点です。つまり、発達心理学の大きな柱をダーウィンが打ち建てたことになるわけです。また、ダーウィンの進化論は、前述のゴールトン（p.52）や、**10**（p.200）で述べる連合心理学者ハーバート・スペンサーなどを通じて、イギリスの心理学に大きな影響を与えました。

ユニバーシティ・カレッジ・ロンドン病院とユニバーシティ・カレッジ・ロンドン病院医学校

　ガウアー通りの西側は、十字形ビル（クルーシー・フォーム・ビル）が立っています。レンガ色をした巨大なビルです（写真2.12）。このビルは

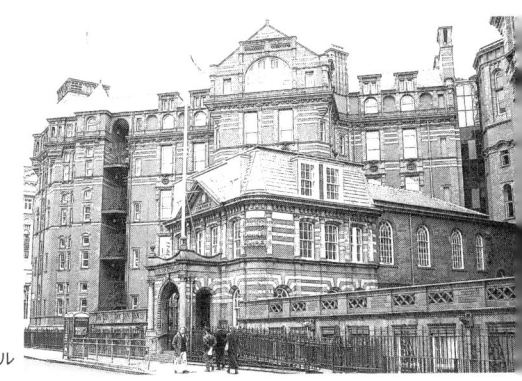

写真2.12 UCLの医学部の十字形ビル

医学部の研究室です。

　ガウアー通りと西側に並行して走るのがハントレイ通りで、この両側には、UCL病院の建物が並んでいます。

　UCLは、このUCL病院医学校のほかに、王立自由病院医学校、ミドルセックス病院医学校の3つの医学校をもっています。また、大学院として、神経学研究所（p.66）をもっています。

　UCLの精神科・行動科学部は12の研究部門からなり、UCL病院やウィッティントン病院（p.196）などで教育・研究をおこなっています。7名の教授がいますが、そのひとりにポール・ベビントンがいます。彼は社会精神医学やコミュニティ精神医学の専門家です。**6**（p.117）で述べるガレティとともに統合失調症の認知行動療法の効果研究をおこなっており、その会議で同席したことがあります。

健康心理学者ステプトー教授を訪ねる

　UCLの医学部には、健康心理学で有名なステプトー教授とワードル教授の夫妻がいます。アンドリュー・ステプトーはユニバーシティ・カレッジの医学部（臨床科学部）の教授で、健康心理学の多くの業績があり、その著書『ストレス、健康とパーソナル・コントロール』は邦訳も出ています（津田彰訳、二瓶社）。久留米大学の津田彰氏の招きなどで何回も来日した

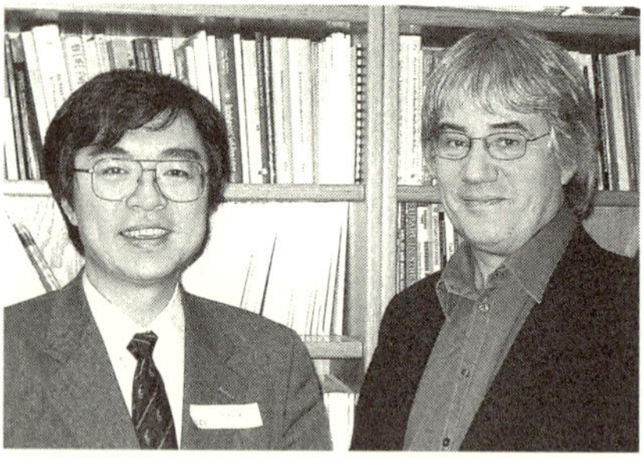

写真2.13 健康心理学のステプトー教授を訪ねる

ことがあります。私は2002年に留学したときに、医学部のオフィスを訪ねて健康心理学について話を聞きました。とてもていねいに接してくれて、日本人にわかりやすい発音で話してくれました。UCLの臨床心理学博士課程のことや、イギリスの健康心理学のことなどを聞くことができました。写真2.13 は、そのときに撮ったものです。イギリスでは「健康心理士」という職種が確立し、臨床心理士と並んで活躍しています。

夫人のジェーン・ワードルも、UCLの医学部の教授であり、摂食障害や肥満などについての臨床心理学の研究で有名です。共編著『行動医学の臨床』は邦訳もあります（山上敏子監訳、二瓶社）。

ゴードン・スクエアとブルームズベリ・グループ

さてガウアー通りから少し中に入ってみましょう。ガウアー通りとダーウィン・ビルの角を東に曲がり、トーリントン・プレイス通りに入ります。書店ウォーターストーンズやロンドン大学学生組合（ULU）ビルを見ながら行くとビング・プレイス広場があり、そこには教会があります。これはロンドン大学の大学教会で、ゴシック様式の建物です（写真2.14）。ロンドン大学がもともと教会と深い関係にあったことを示しています。

その先にゴードン・スクエアがあります。ここは精神分析とも関連の深いところです。イギリスの精神分析学の定着には、「ブルームズベリ・グループ」と呼ばれる知識人グループが大きな役割を果たしたことは有名です。

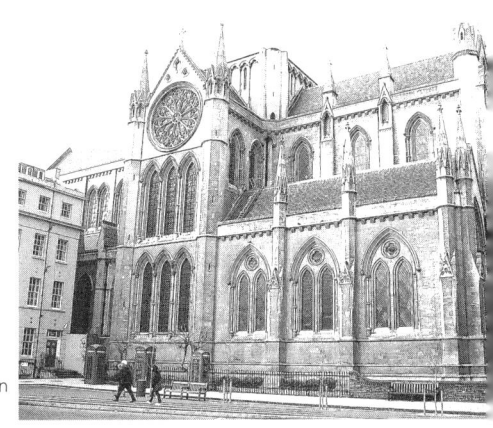

写真2.14 ゴシック様式の大学教会
Church of Christ the King
所 Gordon Square, Bloomsbury, London WC1

　ブルームズベリ地区は18世紀後半から住宅地として開発されました。住宅街の作り方は、中央に広場を作り、その四方に住宅を建てるという方式でした。こうした広場は「スクエア」と呼ばれています。ロンドンには、「○○スクエア」という地名がたくさんあります。ブルームズベリ地区には、ラッセル・スクエア、ゴードン・スクエア、タピストック・スクエア、クイーン・スクエアなど10あまりのスクエアがあります。

　1902年に、スティーヴン家がこのゴードン・スクエア46番地に引っ越してきました。スティーヴン家には、ヴァネッサとヴァージニアという姉妹と、エイドリアンという精神分析学者がいました。その交遊関係から、ケンブリッジ大学出身の知識人のサロンができました。評論家レナード・ウルフや、評論家リットン・ストレイチー、その弟で精神分析学者のジェイムス・ストレイチー、同じく精神分析学者のエイドリアン・スティーブン、経済学者のジョン・ケインズといった知識人です。彼らは「ブルームズベリ・グループ」と呼ばれます（橋口稔『ブルームズベリ・グループ』中公新書）。ゴードン・スクエアには、ロンドンの史跡をあらわす「ブループラーク」が貼ってあります。

　ヴァージニアはレナード・ウルフと結婚しヴァージニア・ウルフとなり、のちに作家として有名になります。彼女が結婚前の1907～1911年に住んだ家が、地下鉄ウォレン・ストリート駅の近くのフィッツロイ・ス

クエア29番地にあります。この家はたまたま1887〜1898年には劇作家バーナード・ショーも住んでいました。なお、日本でヴァージニア・ウルフの精神医学的研究で知られるのが神谷美恵子氏です（『ヴァージニア・ウルフ研究』みすず書房）。また、レナード・ウルフはホガース社という出版社を作り、フロイトの著作を翻訳して出版しました。この出版は、精神分析がイギリスに普及する原動力となりました。

ゴードン・スクエアのすぐ近くに、「タピストック・スクエア」があります。今はハムステッド地区にあるタピストック・クリニック（p.15）は、はじめはここに作られました。それでこの名前がつけられたわけです。私はロンドンに来たばかりの頃、タピストック・クリニックを探そうとして、このスクエアの周辺を空しく歩き回ったことがありました。

なお、2つのスクエアの間には、パーシヴァル・デイビッド中国美術財団美術館があります。赤い扉の5階建てのこぢんまりとしたビルです。これは、前述の東洋アフリカ研究学院（SOAS）（p.44）が開いている美術館です。サー・パーシヴァル・デイビッドは、半生をかけて収集した陶磁器を1950年にSOASに寄贈し、博物館ができました。中国の宋、元、明、清の陶磁器を集めた世界屈指のコレクションです。入場無料ですが、意外に面白い美術館です。ミシュランの旅行ガイドは、二つ星で推薦しています。

世界をリードするユニバーシティ・カレッジ・ロンドンの心理学科

この美術館の向かいに、UCLの心理学科があります。「26ベドフォード・ウェイ」の巨大なビルがあり、この中にその心理学科の建物があります（写真2.15）。このビルには、ほかにも地理学科や語学センターなどがあります。

1898年に、ジェームス・サリーがこの心理学科を創設しました。世界の心理学をつねにリードしてきた伝統ある学科です。この学科の輝かしい歴史については、拙著『認知行動アプローチと臨床心理学』（金剛出版）を参照ください。この学科に関係した心理学者をあげてみると、ゴールトン、

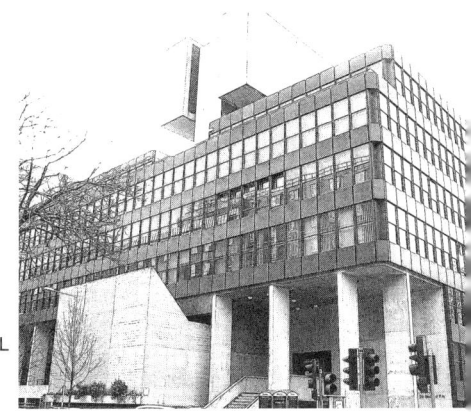

写真2.15 UCLの心理学科のあるビル
Department of Psychology, UCL
所 26 Bedford Way, London WC1H 0AP
http://www.psychol.ucl.ac.uk（心理学科）

マクドゥーガル、スピアマン、バート、アイゼンク、ヴァーノン、オードリーなどそうそうたるメンバーです。この学科の特色は、数理的な心理学がさかんなことであり、ロンドン大学で活躍したピアソン、ウェルドン、フィッシャーといった統計学者とともに、数理心理学の「ロンドン学派」と呼ばれています。

現在の心理学科は生命科学部に属し、教授17名をはじめとして、45名以上の教員スタッフを抱えます。学部学生は毎年80名、大学院学生は毎年200名を受け入れ、イギリスで最も大きい心理学科のひとつです。

この学科には、臨床心理士の指定校（博士課程）が設けられています（p.40 **表2.2**）。基本となるのは認知行動療法です。

臨床心理学の有名な研究者もいます。教授のクリス・ブレーウィンは、抑うつや不安障害の認知モデルの研究で著名です（邦訳は『原因帰属と行動変容』細田和雄・古市裕一監訳、ナカニシヤ出版）。また、叢書「臨床心理学：モジュラーコース」の編者であり、この叢書の『統合失調症』（東京大学出版会）は、私が翻訳にかかわりました。

また、教授のウタ・フリスは、自閉症の「心の理論」の研究で世界的に有名です。著書『自閉症の謎を解き明かす』（冨田真紀・清水康夫訳、東京書籍）と『自閉症とアスペルガー症候群』（冨田真紀訳、東京書籍）は邦訳があります。

精神分析ユニット：実証にもとづく心理療法の中心

UCLの心理学科には「精神分析ユニット」というセクションがあります。ここは歴史的に、アンナ・フロイト派の教育と研究の中心地として有名です。このユニットを創立したジョセフ・サンドラーは、アンナ・フロイトの仕事をバックアップしました。その著書には邦訳もあります（『患者と分析者：精神分析臨床の基礎』前田重治監訳、誠信書房）。

現在の精神分析ユニットを指導するのは教授のピーター・フォナギーです。フォナギーは愛着理論をいろいろな臨床問題に応用して、『愛着理論と精神分析』といった本を出しています。この本は最近邦訳されました（遠藤利彦・北山修訳、誠信書房）。

また、フォナギーは、精神分析療法の治療効果の研究にも力を入れています。1996年に、フォナギーとロスはイギリス政府の要請を受けて、さまざまな治療効果研究を総説し、「どの治療法が誰にきくのか」という報告書を出版し、大きな反響を呼びました。フォナギーのグループは、現在、「実証にもとづく心理療法」の中心となって活躍しています。

実証にもとづく臨床心理学を支援するために、英国心理学会は1995年に、治療効果研究センター（CORE）を作りました。COREは、UCLの中に設置され、心理療法の治療効果を総説し、ガイドラインを作る作業をしています。

ウェルカム医療財団：医学や心理学のスポンサー

北上してユーストン通りに出ます。この通りの183番地に、ウェルカム医療財団の図書館があります。ウェルカム医療財団は医学の研究におけるイギリス最大の民間団体で、年に4億ポンド（800億円）の助成金を出しています。医学だけでなく、心理学にとっても大きなスポンサーです。イギリスの心理学科や医学部には、ウェルカム・ビルとかウェルカム講座といった名称をよくみかけます。例えば、私が留学したロンドン大学精神医学研究所の心理学科の建物はウェルカム・ビルでした。これらはウェルカ

ム医療財団の資金で建てられたものです。また、ウェルカム財団の研究フェローとしてイギリスで研究している日本人もたくさんいます。

　財団のビルの中には、「ウェルカム財団医学史研究所」があります。ここはUCLに所属する研究所です。

　また、このビルの中に、図書館やアートギャラリーがあります。ビルの1階や地下には、医療の歴史をたどる展示スペースや、財団の活動をPRするスペースなどがあります。3階が図書館になっています。図書館の中には、医療関係の書物や資料の膨大なコレクションがあります。精神医学や心理学の歴史的な本もあります。私も臨床心理学について調べるために、この図書館を利用しました。

大英図書館：学者のユートピア

　ウェルカム医療財団のあるユーストン通りを東に行くと、大英図書館があります。ここは、もともと大英博物館の中にあった図書館が独立したものです。1998年にオープンしたので、まだ新しい建物です。イギリスのビルは伝統のある古いものが多いのですが、この建物は珍しくモダンなものです（写真2.16）。前庭に見える大きな像は、コンパスをもつニュートンをあらわしているそうです。

　チャールズ皇太子（故ダイアナ妃の元夫）は歴史的建造物の保護につい

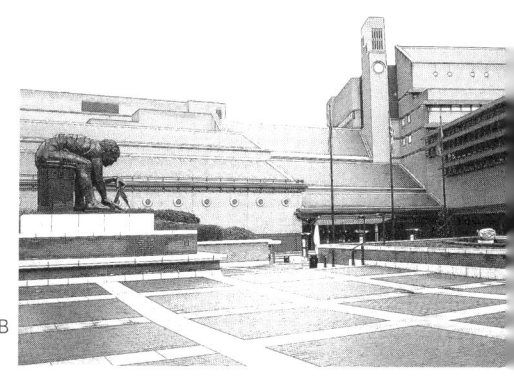

写真2.16　大英図書館のモダンな建物
The British Library,
所 96 Euston Road, London NW1 2DB
http://www.bl.uk

て関心が深く、『英国の未来像』(出口保夫訳、東京書籍)という本を書いていますが、この中で新しい大英図書館の建物をこき下ろしています。図書館という厳粛な雰囲気という点では、隣のセント・パンクラス駅のゴシック・リバイバル様式の建物のほうが似合っているともいっています。

　大英図書館には、1200万冊の図書や資料があるということです。展示ギャラリーやレストランやカフェテリア、ショップ、書店などは、誰でも自由に利用できます。これらのスペースはゆったりと作られており、雰囲気がよいので、長時間いてもくつろげます。ショップでは、大英図書館グッズなども売っていました(ブックマーク、文具など)。

　閲覧室で本を読むためには、手続きをしてリーダー・パスをもらう必要があります。研究者や学生としてイギリスにしばらく滞在する場合は簡単にもらえるようです。アドミッション・オフィスに行って、アプリケーション・フォームに日本の住所、イギリスの住所、研究の目的(私の場合は、「臨床心理学研究」と記入しました)などを書いて提出します。そして身分証を提示します(私の場合は、パスポートと精神医学研究所IDカードを提示)。それが認められると、その場で写真をとって、プラスチックのカードを作ってくれます。5年間有効のパスです。

　このパスを提示すると、閲覧室に自由に出入りでき、開架式の図書を自由に手にとって読めますし、静かなゆったりした机で勉強できます。コンピュータも自由に使えます。日本の大学の図書館などとは比べものにならない豪華で静かな環境です。文献の仕事をしている研究者にとってはユートピアでしょう。このような大英図書館の環境で、マルクスが『資本論』を書いたとか、南方熊楠が科学雑誌ネイチャーに掲載された論文を書いたということもよく理解できます。

キングスクロス駅:9と3/4番線を探して

　大英図書館の近くには、キングスクロス駅があります。イギリスの北部やスコットランドへ列車で旅行するときには、この駅を利用します。

　キングスクロス駅は、『ハリーポッターと賢者の石』で有名になりまし

た。この駅の「9と3/4番線」から、魔法学校のあるホグワーツ行きの汽車が出るという設定です。ローリングの『ハリーポッター』は、イギリスのウェールズやアイルランドのケルト神話の影響を受けています。ケルト神話については、ユング派臨床家の河合隼雄氏が書いた『ケルト巡り』(日本放送出版協会)という格調高い本があります。

さて、キングスクロス駅の8番ホームと9番ホームの間の壁には、「9と3/4番ホーム」という看板があり、その下に壁に半分めりこんだカートがあります（写真2.17）。ハリーポッターの映画の一シーンを作ったものです。少し目立たない場所にあるので、このホームを見つけられなかったロンドン通の人も多いようです（林雪絵『ハリー・ポッターを探しにイギリスへ』新潮文庫）。私も2回行って見つからず、あきらめかけましたが、3回目に行って、ようやく見つけました。子どもたちや観光客が順番で写真を撮っていました。

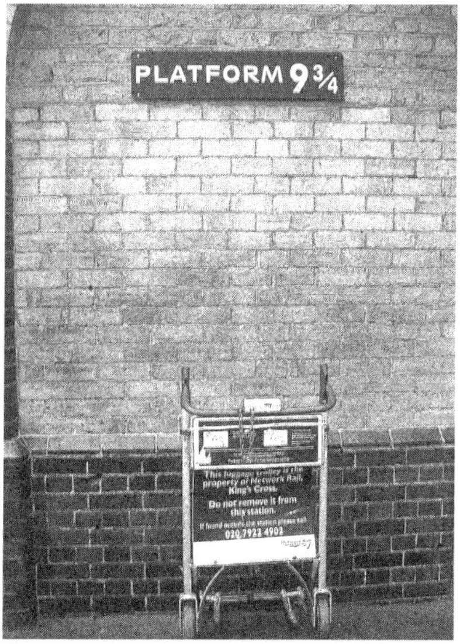

写真2.17　キングスクロス駅の9と3/4番線

3 ブルームズベリ東部地区

こんなに面白いブルームズベリ東部地区

次に、ブルームズベリ地区の東部を回ってみましょう。旅行ガイドブックに取り上げられることはないのですが、クイーン・スクエアと、グレート・オーモンド通りとギルフォード通りに囲まれたところに、多くの臨床施設があります。とても面白い地区なのです。この地区の略図を 地図5 に示します。

神経学研究所と国立神経学・神経外科病院

ラッセル・スクエアから出発しましょう。最寄りの地下鉄駅はラッセル・スクウェア駅です。ギルフォード通りを西へ行くと、神経学研究所の高いビルが見えます 写真3.1 。神経学研究所（IoN）は、ロンドン大学のユニバーシティ・カレッジ・ロンドン（UCL）の医学部に属しています。

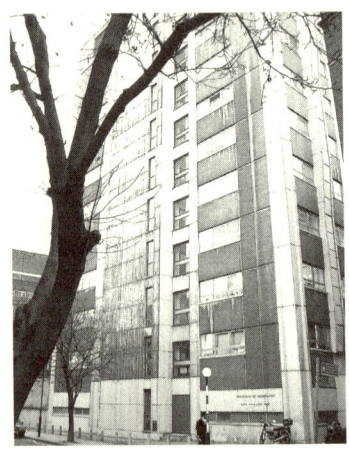

写真3.1　神経学研究所
Institute of Neurology, UCL
所 Queen Square, London WC1N 3BG
http://www.ion.ucl.ac.uk

3　ブルームズベリ東部地区　67

地図5 ブルームズベリ東部地区

- 心理学
- ベッドフォード・ウェイ通り
- 教育研究所
- キングスウェイ・カレッジ
- ロンドン大学薬学校
- 孤児博物館
- イーストマン歯科研究所
- グレイズ・イン通り
- ラッセル・スクエア駅
- コーラムズ・フィールズ
- ギルフォード通り
- グッドイナフ・カレッジ
- ロンドン大学セネット・ハウス
- ラッセル・スクエア
- 神経学研究所
- ICH
- WDIN
- クイーン・スクエア
- NHNN
- グレート・オーモンド通り小児病院
- ディケンズ・ハウス
- ダウティ通り
- RLHH
- グレート・オーモンド通り
- 心理学会
- ジョン通り
- 大英博物館
- シアボールズ通り
- グレイズ・イン・ガーデンズ
- ホルボーン駅

N

WDIN：ウェルカム・イメージング神経科学科
NHNN：国立神経学・神経外科病院
RLHH：王立ロンドン・ホメオパシー病院
ICH：小児健康研究所

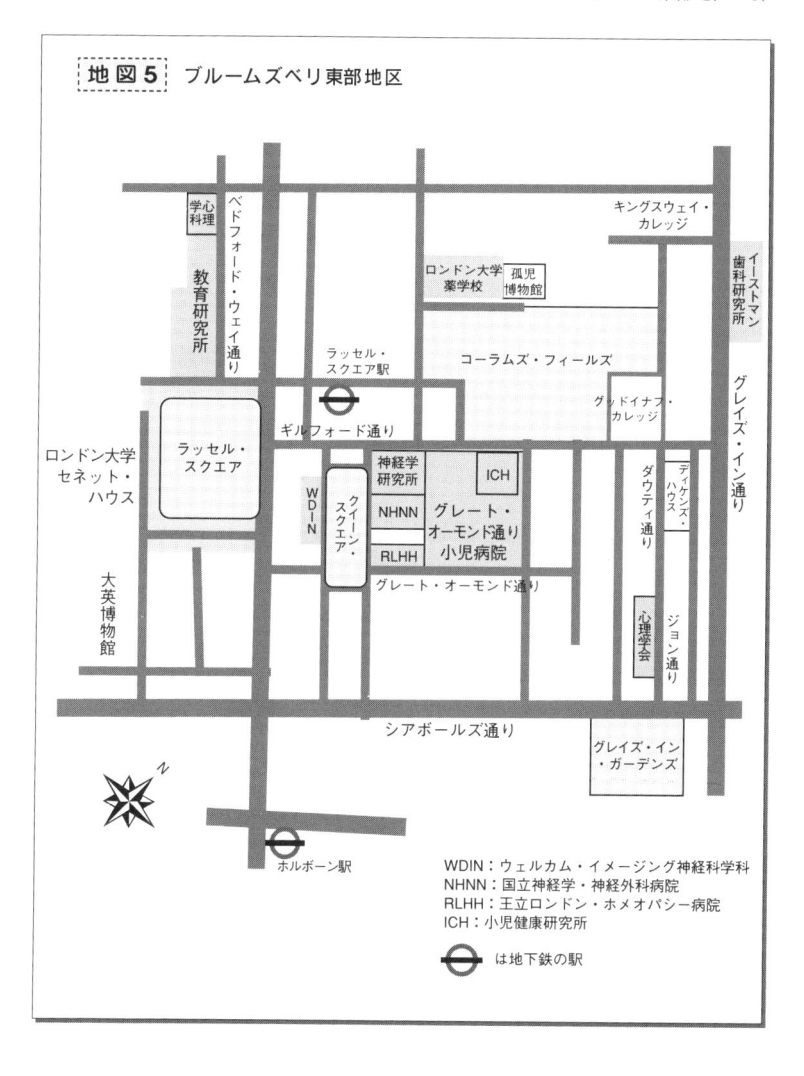

⊖ は地下鉄の駅

IoNには、多くの日本人が留学しています。私の恩師である町山幸輝先生（元群馬大学医学部教授）も若い頃この研究所に留学し、学位をとりました。私がロンドンを留学先に選んだ理由も、師の影響があります。

ここを右に曲がると、クイーン・スクエアという広場に出ます。この広場は花が咲いてきれいな公園です。研究所のすぐとなりに、国立神経学・神経外科病院（NHNN）が建っています（写真3.2）。

この病院は、アルツハイマー病やてんかんの治療・研究で有名な病院です。大きな赤レンガの建物で、中に入ってみると入口のところに礼拝堂があります。この病院と神経学研究所は地下道でつながっており、基礎研究と臨床研究が連動しています。

この病院と同じ並びに、王立ロンドン・ホメオパシー病院（RLHH）があります。

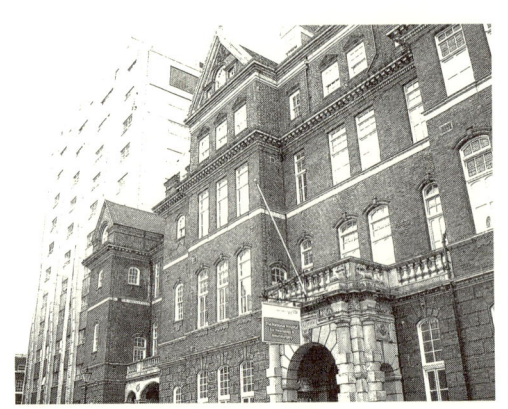

写真3.2　国立神経学・神経外科病院
National Hospital for Neurology & Neurosurgery
所 Queen Square, London WC1N 3BG

ウェルカム・イメージング神経科学科

神経学研究所の中に、ウェルカム・イメージング神経科学科（WDIN）があります。この学科は、脳画像（ニューロ・イメージング）研究の世界的中心です。機能的MRIを用いて、脳の各部位の働きを調べる研究です。

この学科には有名な脳研究者がたくさんいます。

教授のカール・フリストンは統合失調症の研究をしている精神医学者ですが、彼の名を一躍有名にしたのは、彼が開発したSPM（スタティスティカル・パラメトリック・マッピング）という脳機能解析ソフトです。これは、機能的MRIなどの脳画像を、標準となる脳の形状に合わせるソフトウェアで、これによって統計的な処理がしやすくなりました。臨床家が使いやすいように作られており、そのソフトの訓練コースなども作られています。インターネットを利用して、UCLのサイトから無償で入手することができ、ウィンドウズのパソコンで走らせることができます。日本の精神科などでも使われるようになりました。

神経心理学者フリス教授を訪ねる

ウェルカム・イメージング神経科学科の代表的な研究者として、クリス・フリス教授をあげることができます。フリスは心理学者です。以前は、ロンドンのノースウィック・パーク病院において、クロウやジョンストンらとともに統合失調症の脳画像などの生物学的研究を進めていました。フリスは、幻聴や自我障害などの統合失調症症状の脳内メカニズムを研究し、その神経心理学理論は世界的に有名です。著書『分裂病の認知神経心理学』には邦訳があります（丹羽真一・菅野正浩監訳、医学書院）。

実は、私の研究室の研究はフリスの理論から大きな影響を受けています。私は留学中にフリスの研究室を訪ねて話を聞くことができました。写真3.3 はそのときのものです。

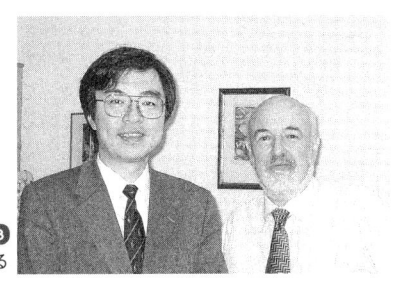

写真3.3
神経心理学のフリス教授を訪ねる

フリスは物静かで人なつこい印象の人で、研究についてていねいに説明してくれました。ウェルカム・イメージング神経科学科の中を案内してくれて、機能的MRIの実験室にも案内してくれました。研究室はとても落ち着いた感じで、デューラーの『メランコリア』の版画が飾ってあったのが印象的でした。日本にも学会で何回か来たことがあり、日本語の名刺までもっていました。2007年にも、フリス夫妻は日本神経心理学会の招きで来日し、講演をおこないました。

なお、夫人のウタ・フリスは前述のように、UCLの心理学科教授です（p.61）。

グレート・オーモンド通り小児病院とチャリティ

クイーン・スクエアからグレート・オーモンド通りに入ると、グレート・オーモンド通り小児病院があります（写真3.4）。

この病院は、1852年に若き医師チャールズ・ウェストが作ったイギリス最初の小児病院です。はじめはたった10床の小さな病院でしたが、しだいに大きくなりました。看護師の活躍も知られてます。この病院の歴史と活動については、ホームページに載っています。

病院の中に入ってみましょう。狭い入り口を入るとロビーがあり、多くの人で混雑しています。入り口には、病院の模型が飾ってあります。病院

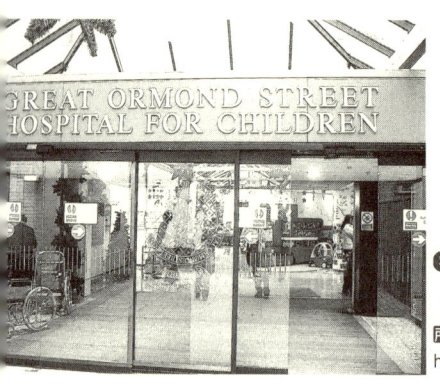

写真3.4 グレート・オーモンド通り小児病院
Great Ormond Street Hospital for Children
所 Great Ormond Street, London WC1N 3JH
http://www.ich.ucl.ac.uk

の地図も掲示されています。心理社会・家族サービス、言語療法などの部門があります。学校や教会(セント・クリストファーズ・チャペル)もあります。教会の中はたいへん立派です。廊下には、なぜか日本のカブトが一式飾ってありました。売店やおもちゃ売り場もあります。中庭にはカラフルな遊具があり、遊園地のようになっています。小児病院らしく、カラフルな内装になっています。

この病院は多くの有名人に援助されてきました。作家のチャールズ・ディケンズ(1816〜1870年)はこの病院への資金援助をしていました。2007年には、ポール・マッカートニーがこの病院のチャリティに協力しました。故ダイアナ妃もそのひとりで、病院の入り口にはダイアナ妃の写真が飾ってあります。しかし、最も有名なのはピーターパンでしょう。

ピーターパンが応援する病院

どういうことかというと、戯曲『ピーターパン』の版権をこの病院がもっているのです。作者ジェームス・バリー(1860〜1937年)は1929年に、病気の子どもを救うために、『ピーターパン』の版権をこの病院に寄付したのです。寄付がどれくらいの額になったかについては、作家の遺志により公表されていません。この基金の名誉総裁には、ダイアナ妃も就任しました。人々のチャリティ意欲を引きだすところがこの病院にはあるのでしょう。

この病院にはピーターパンがいたるところにいます。病院の中には、ピーターパンの絵が飾ってあったり、ピーターパンという名前のカフェもあります。病院の玄関前の小さな庭にはピーターパンの像があります。ディズニー映画とは違って、ちょっとこわい顔をしたピーターパンです(写真3.5)。

写真3.5
小児病院の前庭のピーターパン像

なお、ロンドンでピーターパンの像といえば、ケンジントン公園のものが有名です。こちらも故ダイアナ妃ゆかりの地であり、彼女が住んでいたケンジントン宮殿と追悼の泉があります。

病院の向かい側のビルの3階に、この病院の図書館があります。見学するには予約が必要です。

グレート・オーモンド通りには、王立ロンドン・ホメオパシー病院（RLHH）があります。

またギルフォード通りには、小児健康研究所（ICH）があります。ここは、UCLに属している研究所で、小児癌や心臓病などの臨床研究をおこなっています。入り口には展示パネルがあり、見学できます。

イギリス最初の孤児院とコーラムズ・フィールズ

ギルフォード通りをはさんで小児病院の向かいは、コーラムズ・フィールズという広場になっています。写真3.6 に示すように、うっそうとした木に囲まれたのどかな広場です。

門には、「ここは一般公開の公園ではなく、子ども同伴でない大人は入れません」と書いてあります。私が以前行ったときはたまたまオープン・デーで、中に入れました。公園の前は動物園や遊園地になっており、後ろは運動場になっていて、子どもたちが遊んでいます。このあたりは歴史的

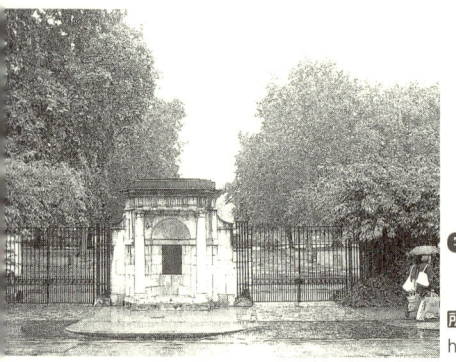

写真3.6 うっそうと木が繁るコーラムズ・フィールズ
Coram's Fields
所 93 Guilford Street, London †WC1N 1DN
http://www.coramsfields.org

にみて、子どもに関係した場所なのです。

　この広場は、トマス・コーラム（1668～1751年）という慈善家の名前にちなんだものです。コーラムは造船業で成功し、その収益で1740年頃にこの地に孤児院を作りました。当時は多くの捨て子があり、社会問題となっていたからです。これはイギリス最初の孤児院でした。孤児院は1953年に閉鎖され、現在はコーラム・ファミリー財団に受け継がれています。孤児院の広大な敷地は、公園になったり、グレート・オーモンド通り小児病院となったりしました。このため、この地区には子どもに関連した施設が集まっているのです。

3つの博物館が同居する孤児博物館

　公園の北側の隣には「孤児博物館」があります。博物館の前にはコーラムの像が建っています（写真3.7）。

　1階は「コーラム・カフェ」というカフェになっています。入場料5ポンドを払って博物館に入ります。

　ここは3つの博物館がセットになったものです。

　第1は孤児博物館です。建物の1階には、当時の孤児についての展示物が並んでいます。母親が子どもを捨てる理由は私生児であるため、母親はあとで引き取れるように何らかの印となるものを赤ん坊にもたせたよう

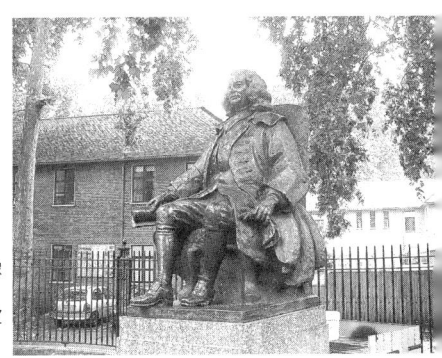

写真3.7　孤児博物館の前に建つコーラムの像
The Foundling Museum
所 40 Brunswick Square, London WC1N 1AZ
http://www.foundlingmuseum.org.uk

です。そうした印となるものが多く展示されていて、これを見ていると涙が止まりません。当時の孤児院の模型もあり、右側が女子棟で左側が男子棟という配置がわかります。巨大な建物で、よくロンドンの街中に建てられたと思います。

　第2は美術館です。建物の壁には、ホガースやゲインズバラ、レノルズといったイギリスを代表する画家の絵が展示されています。本格的な美術館です。また、ロンドンで最初の美術館であり、この活動がきっかけとなって、1768年に王立芸術アカデミーができたのでした。芸術史上においても重要な博物館でもあるのです。なお、現在の王立芸術アカデミーはピカデリー・サーカス駅の近くにあり、その美術館を一般公開しています。

　第3は音楽家ヘンデルの博物館です。建物の3階がヘンデルのコレクションとなっており、オラトリオ『メサイア』の楽譜などが展示されています。ホールではピアニストがピアノの生演奏をしており、芸術の雰囲気が漂います。

　画家が王立芸術アカデミーを結成した頃、音楽家もアカデミーを結成しようとしました。チャールズ・バーニーが、イタリアの音楽学校をモデルとして、ここに音楽学校を作ろうとしました。このときはうまくいかなかったのですが、1822年には実現し、それが現在の英国王立音楽院（ロイアル・アカデミー・オブ・ミュージック）に発展したのです。これについては、**9**（p.191）で述べます。

　このような3つの要素が組み合わさったのは、決して偶然のことではありません。

孤児院をサポートした画家と音楽家

　こうなった理由は、芸術家たちが孤児院の経営をサポートしたからです。
　有名な画家ホガースは、この孤児院の院長を務めて経営にあたりました。資金を作るために、自分の絵を競売に出したりしました。友人の画家たちを説得して、孤児院の理事になってもらいました。

　ヘンデルも孤児院の経営に協力しました。ヘンデル（1685〜1759年）

はドイツの作曲家ですが、1712年からイギリスに渡り、ロンドンで活躍しました（地下鉄ボンド・ストリート駅近くに、ヘンデル・ハウス博物館があります）。ヘンデルはこの孤児院を援助するためチャリティ・コンサートをおこない、『メサイア』の収益を孤児院に寄付しました。このため『メサイア』の楽譜が博物館に展示されているのです。『メサイア』の作曲については、ツヴァイクの小説『人類の星の時間』に書かれています。

　当時の芸術は、人々の道徳を高めるという目的もあったそうで、ホガースやヘンデルといった芸術家は人格的にも尊敬すべき人たちであったのでしょう。少し感動します。

　コーラムズ・フィールズの北には、薬学校があります。これはロンドン大学を構成する大学院です（p.40 表2.1）。1842年に英国薬学会が創設した学校で、1949年にロンドン大学の一部となりました。約1000名の大学院生が学んでいます。

　コーラムズ・フィールズの隣は、ブランズウィック・センターというショッピング・センターがあります。スーパーマーケットやレストランやスターバックス・コーヒーなどもあり、旅行者には便利です。「カートゥーン芸術財団博物館」があり、コミックアートが展示してあります（入場無料）。

英国心理学会の事務局：日本と2桁の違い

　ギルフォード通りを東に行き、ダウティ通りを右に曲がります。少し行くと、ディケンズ・ハウスがあります。作家チャールズ・ディケンズが住んでいた家がそのまま保存されている記念館です。

　ダウティ通りを南に行くと、ジョン通りと名前が変わります。ジョン通り33番地には、2000〜2006年まで英国心理学会の事務局がありました（写真3.8）。

　英国心理学会は、1901年に創設されました。ケンブリッジ大学やロンドン大学の心理学者10名が小さな会議を開いて、学会を作りました。その目的は、科学的心理学の研究を進め、心理学者の協力を図るためでした。

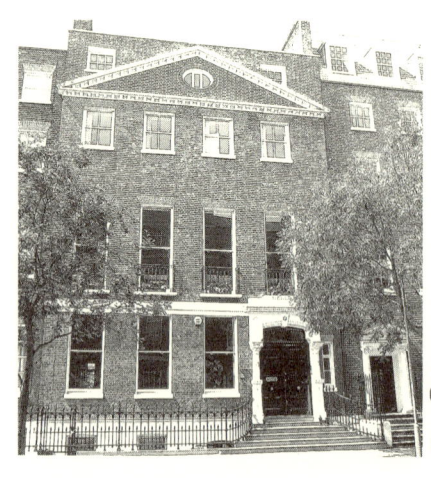

写真3.8 英国心理学会の旧事務所ビル
British Psychological Society
http://www.bps.org.uk

今では、3万7000名の会員をかかえるマンモス学会です。会員数は、日本心理学会（7000名）の約5倍であり、日本の心理臨床学会（1万5000名）の約2.5倍です。米国心理学会は会員数15万名ですが、イギリスの人口はアメリカの4分の1なので、人口比からすると英国心理学会は米国心理学会と匹敵します。

英国心理学会は、部門、部会、支部という3つの下位組織からなります。これらを統合した傘団体（アンブレラ団体）です。

部門（セクション）は、アカデミックな心理学研究者の組織です。発達心理学、教育心理学、社会心理学、心理療法、認知心理学など、13の部門があります。

部会（ディビジョン）は、心理学を用いて実践的な仕事をする職業的心理学（プロフェショナル・サイコロジー）の組織です。臨床心理学部会、産業心理学、カウンセリング心理学、教育・児童心理学、健康心理学、司法心理学、神経心理学、心理学教員・研究者など、9つの部会があります。

支部（ブランチ）は、イギリスの地域ごとの組織であり、イングランドの4つの支部、ウェールズ、スコットランド、北アイルランドの7つの支部からなります。

学会事務局は、創立当初はロンドン大学ユニバーシティ・カレッジ・ロ

ンドンにおかれていましたが、1926年にはロンドンのブルームズベリ地区に学会事務所をもつようになりました。事務所は1970年代にレスターに移りましたが、2000年にロンドンのジョン通りに戻ってきました。しかし、この建物は法律上、新築や改装ができず、身体に障害のある人には利用しにくいために、学会は新しい建物を作り、2006年に移動しました。新しい建物は地下鉄リバプール・ストリートの近くです。

　英国心理学会の事務局では、108名の職員が働いています。日本の学会の事務局は多くて数名（小さな学会では常勤はゼロ）であることを考えると、桁が2つ違います。

　年報によると、英国心理学会の収入は年に約15億円（700万ポンド）です。そのうち5億円が会費、2億円強が雑誌の収入、2億円弱が大会・イベントの収入、1億円が登録料ということです。また学会は、英国心理学会コミュニケーションズという株式会社を経営しており、『欠員情報（アポイントメント・メモランダム）』という月刊誌を出しています。その紹介や広告の商業収入が年間3億円に達します。日本の大きな学会の年間収入は1〜2億円であり、そのほとんどが会費収入と大会参加費です。それに比べると、英国心理学会の予算規模は約10倍です。収入が多いので、100名以上の事務職員を雇うことができるし、多様な活動を続けることができるのです。

　ジョン通りのつきあたりにグレイズ・イン・ガーデンズがあります。これは、4大法曹学院（p.100）のひとつで、この中庭はとても美しいものです。その先には、王立外科医師会（p.100）やジョン・ソーンズ博物館（p.101）があります。

　ジョン通りの東側を並行するグレイズ・イン通りには、イーストマン歯科研究所があります。この研究所は、UCLを構成します。その隣に、イーストマン歯科病院があります。

4 バービカン地区

こんなに面白いバービカン地区

ブルームズベリ地区から少し東に行くと、バービカン地区があります。キングスクロス駅から地下鉄でバービカン駅に向かいましょう。そこには、セント・バーソロミュー病院やセント・バーソロミュー医科大学など、いろいろな臨床施設があります。しかし、旅行ガイドブックにはほとんど取り上げられていません。ロンドンへ行ったら、ぜひバービカン地区を見てください。周辺の略図を 地図6 に示しました。

セント・バーソロミュー病院の中に入ろう

地下鉄バービカン駅から歩いて数分のところに、セント・バーソロミュー病院があります。この病院の通称は「バート」です。この病院は、1123年にセント・バーソロミュー修道院に附属して建てられました。900年近い歴史をもっており、現在も活動している病院としては、イギリスで最も古い歴史があります。

この病院で仕事をした医学者には、そうそうたるメンバーがいます。生理学の祖といわれるウィリアム・ハーヴェイ（1578〜1657年）、ジャクソニズムで有名な神経学者ジョン・ジャクソン（1835〜1911年）、対象関係論で有名な精神分析学者ドナルド・ウィニコット（1896〜1971年）、集団分析で有名な精神医学者フークス（1898〜1976年）などです。

病院の中に入ってみましょう。ウェスト・スミス・フィールド広場に面して、ヘンリー8世門があります（写真4.1）。4階建ての時計台で、下が門になっており、人々はここから出入りしています。意外に小さな門ですが、建物の正面にヘンリー8世の像があります。ヘンリー8世の肖像画

4 バービカン地区 79

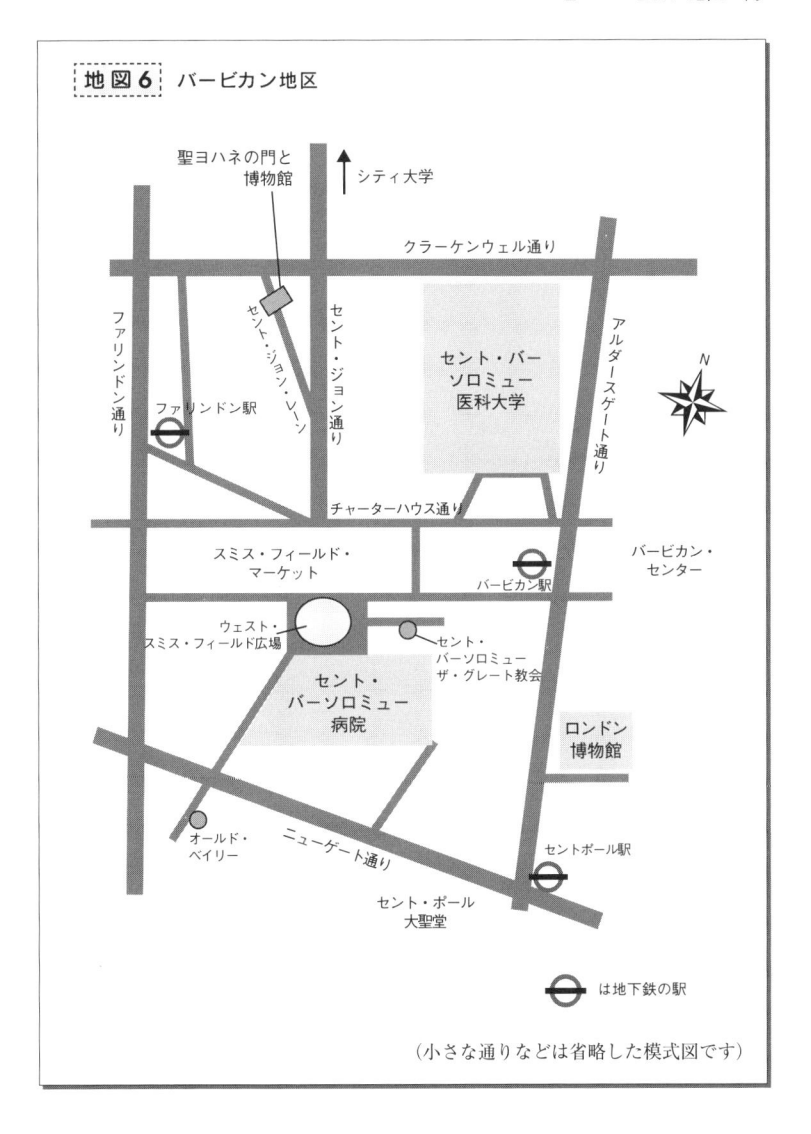

地図6 バービカン地区

- 聖ヨハネの門と博物館
- シティ大学
- クラーケンウェル通り
- ファリンドン通り
- ファリンドン駅
- セント・ジョン・レーン
- セント・ジョン通り
- セント・バーソロミュー医科大学
- アルダースゲート通り
- N
- チャーターハウス通り
- スミス・フィールド・マーケット
- バービカン駅
- バービカン・センター
- ウェスト・スミス・フィールド広場
- セント・バーソロミュー病院
- セント・バーソロミュー・ザ・グレート教会
- ロンドン博物館
- オールド・ベイリー
- ニューゲート通り
- セントポール駅
- セント・ポール大聖堂

⊖ は地下鉄の駅

（小さな通りなどは省略した模式図です）

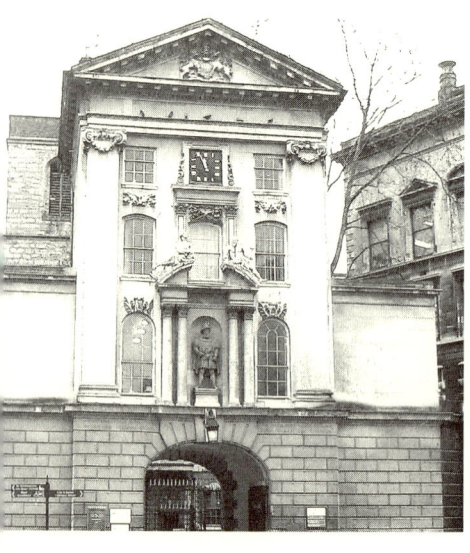

写真4.1 セント・バーソロミュー病院の
ヘンリー8世門
St Bartholomew's Hospital
所 West Smithfield, London EC1A 7BE
http://www.bartsandthelondon.nhs.uk

（ホルバイン作）は有名で、ロンドンのナショナル・ポートレート・ギャラリーで見ることができますが、彫像はこの病院にしかないそうです。

　ヘンリー8世門をくぐると、すぐ左側に教会があります。これはセント・バーソロミュー・ザ・レス教会です。さらに行くとアーケードがあります。アーケードの左側にはセント・バーソロミュー病院博物館があります。これについてはあとで触れます。

　アーケードを出ると広い中庭があり、噴水があります。後ろの建物が北棟、左側が西棟、右側が東棟です。これらの建物は、18世紀のイギリスを代表する建築家ジェームス・ギブスによって建てられたものです。正面の建物はジョージ5世棟で、この地下には売店があり、絵はがきなどを売っているようです。

　北棟の奥が病理学の建物です。病理学ビルの隣の建物は外来棟です。コーヒー・ショップなども入っています。

セント・バーソロミュー病院とシャーロック・ホームズ

　セント・バーソロミュー病院は、シャーロック・ホームズとワトソン博士が最初に出会った場所としても有名です。小説『緋色の研究』の中で、ワトソンはセント・バーソロミュー病院で研修を受けたことがあり、1881年にこの病院の化学室で実験をしていたホームズとはじめて出会いました。

　病理学の建物を訪ねてみましょう。もともとは、この建物の4階に博物館があったそうです。そこには、ホームズとワトソンの出会いのプレートが飾ってあるそうです。ワトソンと出会ったシャーロック・ホームズの最初のセリフは、

　「あなたはアフガニスタンへ行ってきましたね？」

　というものです。この有名なセリフがプレートに書いてあるそうです（小林司・東山あかね『シャーロック・ホームズへの旅』東京書籍）。しかし、私はまだそのプレートを見つけることができていません。見学するには予約が必要とのことです。英語に自信のある方は、プレートを探してみてください。

　私が行ったときは、ホームズを描いた雑誌の表紙絵が数枚飾ってありました。その隣の部屋のドアを開けてみたら、そこは病理解剖の標本室でした。体育館ほどもある巨大な吹き抜けの部屋の壁全体に、ガラスに入った人体標本がずらりと並んでいました。たぶん非公開の部屋だと思います。そのとなりの部屋をノックして、出てきた事務官ふうの人に「シャーロック・ホームズの展示物はどこにありますか」と聞いてみたら、私の英語が通じなかったらしく、「ノー」とそっけない返事でした。

セント・バーソロミュー病院博物館

　前述のように、アーケードの中に博物館の入口があります（入場無料）。入館すると、説明ビデオを見るコーナーがあります。また、病院創設以来の900年にわたる医療史や、医療器具、外科器具などが展示されています。

奥のドアを開けると、2階への階段があり、階段の壁には巨大な壁画が2枚、直角に飾ってあります。これは画家ホガースが描いた絵です。
　博物館の2階に上ってみると大ホールがあります。ウィリアム・ハーヴェイや有名な医学者の肖像がかけられています。これらを描いたのは、ホガースやレノルズといったイギリスの有名な画家たちです。
　博物館のショップでは、絵はがきや出版物などが販売されています。
　この病院は、歴史的な名所を解説した「セント・バーソロミュー病院博物館、歴史的トレイル」という小さな英文のパンフレットを作っています。ホームページでも公開されています。これらを巡る歴史ツアーも毎週おこなわれています（ホームページに情報が載っています）。

セント・バーソロミュー病院の東西南北

　セント・バーソロミュー病院のまわりには、いろいろな名所があります。すぐ北にはセント・バーソロミュー・ザ・グレート教会があります。1123年に建てられた教会です。
　その北にはスミス・フィールド・マーケットがあります。精肉の市場で、巨大な建物が印象的です。
　病院の南は、以前は中央郵便局と郵便博物館があったのですが、現在はアメリカの証券会社メリル・リンチのビルになっています。さらに南は、オールド・ベイリー（ロンドン中央刑事裁判所）の建物です。以前は、ここに悪名高きニューゲート刑務所が建っていました。この刑務所は、公開の死刑をおこなったり、収容者を虐待するなどしました。刑務所内の様子は、チャールズ・ディケンズの多くの小説に書かれています。このように悪名が高まりすぎたため、刑務所は1902年に壊され、その跡地に建ったのがこの裁判所です。この建物の上には、正義の女神の像が飾られています。この女神は、地球の上に立ち、左手に天秤をもち、右手に剣をかかげています。昔の悪名を取り戻そうとするような、爽やかでキラキラ光る像です。
　東にはバービカン・センターがあります。バービカンとは、ラテン語で

「城などの楼門」を意味します。この地にローマ人が見張り用の楼門を作ったために、この名があります。第二次世界大戦の空襲でこの地域は完全に破壊されました。戦後の復興計画バービカン・プロジェクトによって、バービカン・センターが作られました。ロンドンでは珍しい高層ビル街です。中には、バービカン・アート・ギャラリーやコンサート・ホール、劇場などの芸術施設などが入っています。

　ロンドン博物館もこの近くです。ロンドンの歴史について展示してある博物館であり、中にはビクトリア朝時代の店や家が再現されたコーナーがあります。100年前の夏目漱石の留学時代にタイムスリップできます。その南はセント・ポール大聖堂です。有名な建築家クリストファー・レンによって設計されたイギリス・バロック様式を代表する美しい建物です。ドームの頂上からはロンドン市内が一望できます。大聖堂のすぐ前が地下鉄セントポール駅になっています。

床屋・外科医組合：昔は床屋が外科医を兼ねていた

　ロンドン博物館の近くにモンクウェル通りがあり、ここに床屋・外科医ホール（バーバー・サージョンズ・ホール）という建物があります。

　中世には床屋・外科医が、理容のほかに歯の治療や瀉血などの外科的な治療をおこなっていました。15世紀にはその組合ができ、1540年にはヘンリー8世により床屋・外科医組合が正式に認められました。同じ頃には王立内科医師会ができました。これは、大学で医学を学んだ内科医の組織です。18世紀頃までには、この2つの組織がそれぞれ外科と内科の医療をおこない、医師の任免をおこなっていました。その後、外科学が発展して、1745年には外科医がこの組合から独立して王立外科医師会を作りました。**5**に述べるリンカーンズ・インにある王立外科医師会です（p.100）。それ以後、外科医学校もでき、外科学が医学の一部門として認められるようになっていきます。

　なお、2つの組合が分裂したときに、外科医は赤と白の2色をシンボル・カラーとし、床屋は赤・白・青の3色としました。赤は動脈、青は静

脈、白は包帯を表します。このときから床屋の看板がこの3色になり、現在の日本でも理容師の看板として使われているわけです。

　床屋・外科医組合が15世紀から所有している建物が、この床屋・外科医ホールです。現在は、理容師組合の本部となっています。建物の中には、床屋・外科医組合への書類をもつ王を描いたホルンバイン作の絵が飾られているそうです。

　また、この建物の裏には、古くから薬草園（ハーブ園）があります。この薬草園を囲むみすぼらしい壁がありますが、これは市壁（シティ・ウォール）と呼ばれ、発掘された貴重な歴史的遺産です。古代ローマ帝国が作った壁をもとに300年頃に作られた要塞です。

セント・バーソロミュー医科大学とクイーン・マリー・カレッジ

　バービカン駅に戻り5分ほど北へ行くと、セント・バーソロミュー医科大学があります。チャーターハウス・スクエアという広場の奥に大学の入口があります。大通りから奥に入るので、少しわかりにくいところにあります。

　セント・バーソロミュー医科大学は1726年に、セント・バーソロミュー病院に附属して作られました。セント・トーマス病院医科大学と並んで、ロンドンで最も古い医科大学のひとつです。

　イギリスで最も医学がさかんなのはロンドン大学です。1990年頃までは、ロンドン大学には実に12校もの医科大学がありました。すべては大きな病院に附属してできたものです。オクスフォード大学やケンブリッジ大学には最近まで医学部すらなかったことと比べると、ロンドンの医学がいかにさかんかがわかります。その後、サッチャー政権のもとで医療システムの合理化が図られ、医科大学も統合されるようになりました。1995年頃には、ロンドンの東西南北によって5つの学部にまとまりました。

　セント・バーソロミュー医科大学は、ロンドン病院の医科大学と合併しました。さらに1995年には、クイーン・マリー・カレッジの医学部となりました。クイーン・マリー・カレッジは、ロンドン大学を構成するカレ

ッジです（p.40 **表2.1**）。カレッジといっても、医学歯学部、人文社会科学部、自然科学工学部の3学部からなる総合大学です。クイーン・マリー・カレッジは、1882年に創設された女子大のウェストフィールド・カレッジと、1887年創立のクイーン・マリー・カレッジが、1989年に合併してできました。

　キャンパスの中に入ってみましょう。真ん中に広々とした芝生があり、ベンチが並び、静かで落ち着いたキャンパスです（**写真4.2**）。ロンドン市内の大学は一般に庭がなくて、建物が通りに面しており、騒がしいことが多いのですが、このキャンパスは珍しく庭があり、落ち着いています。芝生を囲んで、医科大学のビルが並んでいます。

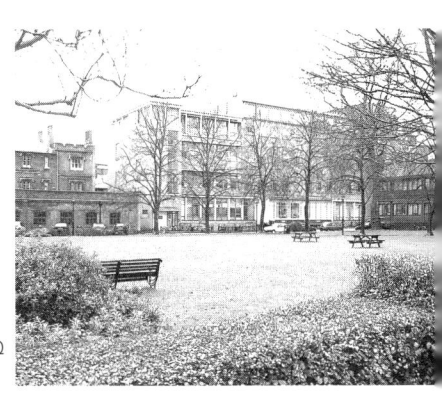

写真4.2 セント・バーソロミュー医科大学
Barts and The London School of Medicine and Dentistry
所 Charterhouse Square, London EC1M 6BQ
http://www.smd.qmul.ac.uk/

生理学の祖ハーヴェイ

　病院の中には、ウィリアム・ハーヴェイ研究所があります。心臓血管系疾患の研究では世界的に有名です。

　ウィリアム・ハーヴェイ（1578～1657年）は、セント・バーソロミュー病院で臨床の仕事をしながら、実験的・定量的な方法を用いて研究を進め、血液循環を発見しました。当時は、血液を体に送っているのは肝臓だと考えられていたそうで、当時の常識を覆す考えだったそうです。ハーヴェイの考え方は、心臓をポンプとして把握するものであり、人体を「機械」

として把握する生理学のパラダイムを確立したものです。それによって彼は「生理学の祖」と呼ばれています。ハーヴェイの著作『心臓の動きと血液の流れ』(岩間吉也訳、講談社学術文庫) は当時、宗教家や哲学者から激しい反論を引き起こしました。その後、ハーヴェイの理論が正しいことが認められ、彼が最初に論文を発表した1628年は、近代医学の始まりの年とされています。ハーヴェイの活躍以来、ロンドンは生理学・医学の研究の中心地となってきました。

ウィリアム・ハーヴェイ研究所を作ったのは、ジョン・ベーンです。ベーン (1927〜2004年) はロンドン大学の薬理学者で、1982年にノーベル生理学・医学賞を受賞しました。キャンパスの中には、ジョン・ベーン科学センターという建物もあります。

また、キャンパスの中には、チャーターハウスという建物があります。ここには、14世紀にカルトゥジオ会の修道院が建てられました。ヘンリー8世のカトリック教会解体によって、ここも閉鎖されました。1611年にはカルトゥジオ慈恵会病院が建てられ、その古い建物が残っています。現在は、週に一度ガイド・ツアーがあって、建物の中を公開しているそうです。

聖ヨハネ騎士団：病院はここから始まった

医科大学の近くに、聖ヨハネの門があります。セント・ジョン通りを北に行き、小さなセント・ジョン・レーンという通りに入ります。この道路は途中で小さな建物で遮られており、小さな門をくぐり抜けるようになっています (写真4.3)。これが聖ヨハネの門 (セント・ジョンの門) です。

この建物は、もとは聖ヨハネ騎士団の守衛室でした。今はイギリスの聖ヨハネ騎士団のオフィスになっています。12世紀の十字軍の時代に、聖地守護のために宗教騎士団ができました。三大騎士団と呼ばれるのが、聖ヨハネ騎士団、テンプル騎士団 (5参照)、ドイツ騎士団です。聖ヨハネ騎士団は、エルサレムに来る巡礼者の看護や保護をしており、病院のようなものを運営したので、病院騎士団 (ホスピタル騎士団) とも呼ばれました。

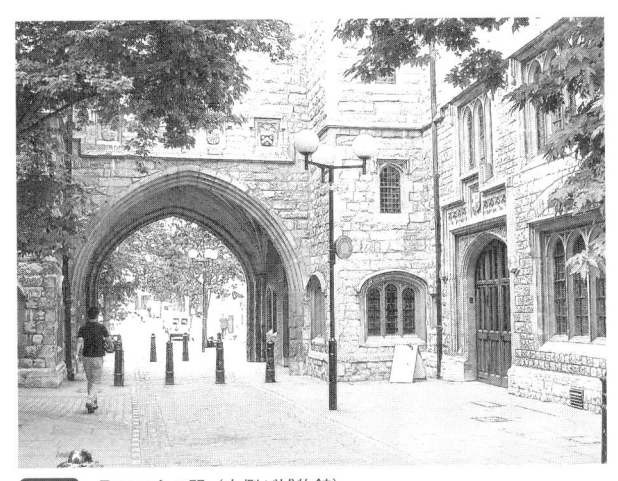

写真4.3 聖ヨハネの門（右側が博物館）
St John Ambulance
所 27 St John's Lane, London EC1M 4BU
http://www.sja.org.uk

病院というシステムの起源のひとつとなっているわけです。

この建物の横には聖ヨハネ騎士団博物館があり、騎士団の歴史や、使用した医療器具について展示しています。

シティ大学：カウンセリング心理士の指定校

セント・ジョン通りを北へ行くと、シティ大学があります。シティ大学の前身は、1894年に創設されたノーサンプトン・インスティテュートです。1900年にはノーサンプトン工学カレッジとなり、1966年にシティ大学として昇格しました。学生数は2万4000人です。職業教育を中心として7つの学部からなり、そのうちの社会科学部の中に心理学科があります。この心理学科は、英国心理学会認定のカウンセリング心理士、健康心理士、産業心理士の大学院コースがあります。

シティ大学の建物は、ノーサンプトン・スクエアという小さな広場を中心に並んでいます。時計台のある赤レンガの建物（**写真4.4**）が印象的で

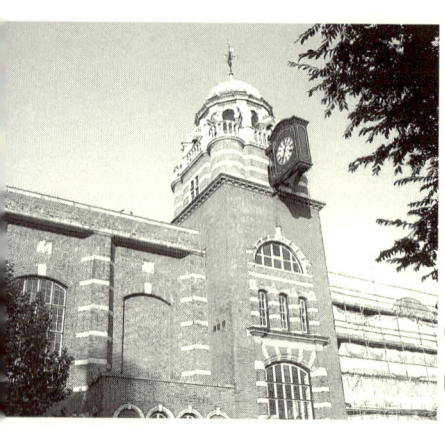

写真4.4 シティ大学
The City University, London
所 Northampton Square, London EC1V 0HB
http://www.city.ac.uk

す。このあたりの最寄りの地下鉄駅はエンジェル駅です。

そこへ行く途中のセント・ジョン通りにワルムスリー・ビルという建物があり、この中に心理学科があります。

心理学科の名誉教授としてステファン・パーマーがいます。パーマーの共著『認知行動療法入門－短期療法の観点から』は邦訳があります（下山晴彦訳、金剛出版）。2005年にカンタベリーで英国認知行動療法学会が開かれたときに、パーマー氏と会うことができました。

地下に埋められたフリート川：ロンドンの深層

バービカン地区の西側にファリンドン通りがあります。この通りは、昔、フリート川という川でした。この川は、1870年頃には地下に埋められました。現在でも、ファリンドン通りの下には埋められたパイプの中をフリート川が流れています。

フリート川は、ハムステッド池とハイゲート池を源流として、カムデンタウンというところで合流し、キングスクロス駅からファリンドン通りに沿って南下し、テムズ川に流れこみます。ブラックフライアーズ橋の近くに、フリート川がテムス川に注ぎ込む水の出口があります。

フリート川がテムズ川に注ぐ場所は、昔はフリート谷と呼ばれ、巨大な

沼地をなしていました。しかし、18世紀には川を地下に埋設する工事が始まり、1870年頃にはフリート川は完全に地下に潜ってしまいました。

　フリート川は、このツアーと不思議な関係があるのですが、これについては、**11**（p.204）でまとめて述べることにします。

5 ストランド地区

ストランド地区:ロンドンのへそ

　ロンドン中央部のストランド地区には、ロンドン大学のキングス・カレッジをはじめ、大学や医学関係の施設がたくさんあります。キングス・カレッジを中心にして、北に行くとイギリスの司法の中心ホルボーン地区があります。東に行くと司法地区テンプルや新聞街フリート街があります。西へ行くとコベント・ガーデン地区、南に行くと文化エリアのサウス・バンク地区となります。このように、ストランド地区はロンドンの「へそ」ともいうべきところであり、歴史と現在が交錯する場所です。この地区を知ることは、ロンドンを知ることです。ロンドンへ行ったら、ぜひストランド地区を見てください。 地図7 はストランド地区の略図です。

キングス・カレッジから東西南北をまわる

　地下鉄サークル線またはディストリクト線のテンプル駅で降りて、北へ行くとストランド通りがあります。その通りにキングス・カレッジがあります。駅から歩いて10分ほどです。なお、日曜日はテンプル駅は使用されませんので、隣りの駅で降りて歩かなくてはなりません。

　キングス・カレッジは、ロンドン大学を構成するカレッジです。キングス・カレッジは1828年に創設され、ユニバーシティ・カレッジ・ロンドンに次いで2番目に古い歴史があります。「カレッジ」という名前ですが、10の学部や研究所からなる総合大学です。学生・大学院生は約1万7000名で、オクスフォード大学やケンブリッジ大学に匹敵する大きさです。

　キングス・カレッジは、これまでノーベル賞受賞者を7名出しています。キャンパスの入り口には、ノーベル賞受賞者の写真や説明が出ています。

5 ストランド地区 91

地図7 ストランド地区

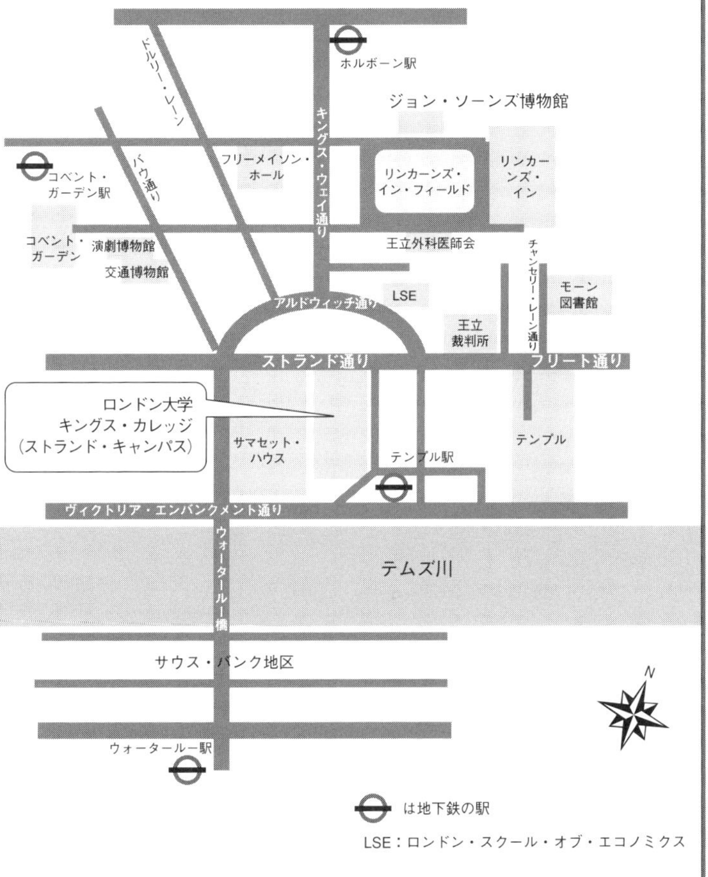

- ホルボーン駅
- ジョン・ソーンズ博物館
- ドルリー・レーン
- コベント・ガーデン駅
- バウ通り
- フリーメイソン・ホール
- キングス・ウェイ通り
- リンカーンズ・イン・フィールド
- リンカーンズ・イン
- コベント・ガーデン
- 演劇博物館
- 交通博物館
- 王立外科医師会
- LSE
- チャンセリー・レーン通り
- モーン図書館
- アルドウィッチ通り
- 王立裁判所
- ロンドン大学 キングス・カレッジ（ストランド・キャンパス）
- ストランド通り
- フリート通り
- サマセット・ハウス
- テンプル駅
- テンプル
- ヴィクトリア・エンバンクメント通り
- ウォータールー橋
- テムズ川
- サウス・バンク地区
- ウォータールー駅

N

🚇 は地下鉄の駅
LSE：ロンドン・スクール・オブ・エコノミクス

（小さな通りなどは省略した模式図です）

ノーベル医学賞では、神経生理学のチャールズ・シェリントン、DNAを発見したウィルキンス（ワトソンとクリックと共同受賞者で、ロザリンド・フランクリンとのドラマは有名です）などがいます。

キングス・カレッジは、ストランド・キャンパス、セント・トーマス病院キャンパス、デンマーク・ヒル・キャンパスなど5つのキャンパスをもっています。**表5.1**に、学部とキャンパスの関係をまとめておきましょう。

■表5.1 ロンドン大学キングス・カレッジの学部とキャンパス

学部	S	T	G	D	W
GKT医学部		○	○	○	
精神医学研究所				○	
ナイチンゲール看護助産学部					○
健康生命科学部					○
人文科学部	○				
法学部	○				
社会科学政策学部	○				○
物理学工学部	○				

注) S：ストランド・キャンパス　　T：セント・トーマス病院キャンパス
　　G：ガイズ病院キャンパス　　　D：デンマーク・ヒル・キャンパス
　　W：ウォータールー・キャンパス
　　GKT医学部：ガイズ・キングス・セントトーマス病院医学校

本章では、ストランド・キャンパスを回ります。次の**6**ではセント・トーマス病院キャンパスとガイズ病院キャンパスを紹介し、**7**ではデンマーク・ヒル・キャンパスを紹介します。

キングス・カレッジは、医学が強いことで知られています。ガイ病院、キングス病院、セント・トーマス病院の3つの病院附属の医科大学があります。その頭文字をとって、GKT医学部と呼ばれます。

また、キングス・カレッジの精神医学研究所には心理学科があり、イギリスの臨床心理士の指定校になっています（p.144）。

迷路のようなキングス・カレッジの中をさまよう

ストランド・キャンパスには、人文科学部、法学部、社会科学政策学部、物理学工学部の4つの学部があります。

また、このキャンパスには、キングス・カレッジの英語センターがあります。ここで英語を勉強する日本人も多くいます。このセンターで1年間英語の準備をしてから各学部に進む日本の学生も多いようです。また、キングス・カレッジに入学した外国の学生や大学院生のための夜の英語コースなども開かれています。

ストランド・キャンパスには自由に出入りできますので、入ってみましょう。ストランド通りの真ん中に、セント・メアリ・ル・ストランド教会が建っています。写真5.1 に示すように、その向かいがキングス・カレッジのビルです。入り口すぐの受付には、キングス・カレッジの案内パンフレットや地図がおいてあり、自由にとることができます。

ビルの中を歩いていくと、廊下には写真や本などが展示してあります。教室なども見られます。多くの学生が行き来していて、とても活気があります。アジア系の学生も多く見られます。日本人の留学生もつねに100名近くいるそうです。

私は留学しているときに、キングス・カレッジで開かれた会議に参加したことがあります。りっぱな会議室で、古い絵画が飾ってあったりして、

写真5.1 ロンドン大学キングス・カレッジのビル(右側)。左側は、セント・メアリ・ル・ストランド教会
King's College London
所 Strand, London WC2R 2LS
http://www.kcl.ac.uk

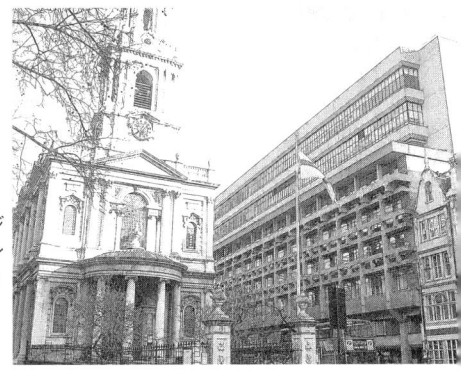

とても大学とは思えませんでした。

　メイン・ビルのつきあたりを左へ行くと、マカダム・ビルに入ります。そこに学生組合があり、カフェやレストランがあります。上の階に行くとたいへん見晴らしがよく、テムズ川を眺めながら食べられるので、お勧めです。書店などの店も並んでおり、「キングス・シングス」という店では、キングス・カレッジのロゴ入りグッズ（マグカップやトレーナーなど）を売っています。銀行やトイレもあります。

　キャンパスはテムズ川の土手の傾斜に作られていますので、ストランド通りの1階から入ったつもりが、いつのまにか5階になっていたり、上下の感覚がおかしくなります。まるで、ハリーポッターに出てくるホグワース魔法学校の内部のようです。ビルは、迷路のように入りくんでいるうえに斜面に建っているので、階段が多く、さらに防火ドアが多くて見通しがききません。この中を目的地を探して歩くときは、足許に注意したほうがよいでしょう。私は急いで歩いていて階段でつまずき、足をくじいてしまいました。

　建物の周にストランド・レインという小道があり、そこにはローマ時代の浴場の遺跡があります。浴室の内部がガラス越しに見られるようになっています。イギリスがローマ人に占領されていた2000年近く前の遺跡です。

モーン図書館の中庭

　近くのチャンセリー・レイン通りには、キングス・カレッジの「モーン図書館」があります。

　それまで公文書館（パブリック・レコード・オフィス）だった建物を改装して作ったものです。公文書館は、イギリスの歴史的な文書を管理するために1838年に作られました。シェークスピアの遺言状とか、ワーテルローの戦いの文書などが保管され、公文書博物館も併設されていました。公文書館は1997年にキュー・ガーデン駅近くに移転し、ナショナル・アーカイブと改名しました。その跡地を改装してできたのが、キングス・カレッジのモーン図書館です。

　モーン図書館の門を入ると、中庭があります。中庭からみた建物は、古

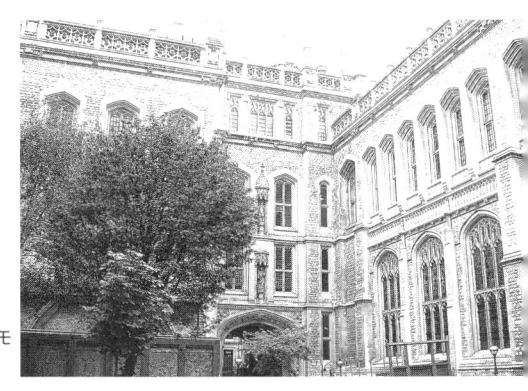

写真5.2 キングス・カレッジのモーン図書館の中庭

い大学という雰囲気があって、落ち着きます（**写真5.2**）。

　セキュリティ・チェックがあるので、一般の人は図書館の建物の中には入れません。なお、キングス・カレッジのホームページにはバーチャル・ツアーがあり、この図書館の内部が見られます。

　なお、モーン図書館の向かいは、チャンセリー・レーン通りをはさんで、事務弁護士会（ロー・ソサエティ）の建物になっています。

『ダヴィンチ・コード』はロンドンのガイドブック

　キングス・カレッジは、ダン・ブラウンのベストセラー小説『ダヴィンチ・コード』（角川文庫）に登場します。

　この小説では、聖杯のありかを探して、主人公たちがパリやロンドンを歩き回ります。彼らは「ポープが葬った騎士がロンドンに眠る」という暗号を解こうとします。最初は、ポープとは「教皇」のことだと推測し、教皇が騎士を殺したというのは「テンプル騎士団」のことだと考え、ロンドンのテンプル教会に行きます。しかし、間違っていました。

　そこで主人公たちは、キングス・カレッジの宗教学資料館へ行って、データベースを検索するのです。このようにキングス・カレッジが登場します（ただし、映画版『ダヴィンチ・コード』では、キングス・カレッジは出てきません。主人公たちは、チェルシー図書館のデータベースを利用す

るという設定になっています)。これにより、ポープとは詩人のポープのことであることがわかり、その場所がウェストミンスター寺院のニュートンの墓であることをつきとめます。そして、最終的な謎を解くことになります。これがあらすじです。

実際に、キングス・カレッジの人文科学部には、宗教学・宗教研究学科があり、組織神学研究所が併設されています。小説に出てくる「八角形の資料館」とは、キングス・カレッジの「モーン図書館」のことです。

『ダヴィンチ・コード』の中では、この資料館は、宗教や歴史にまつわるどんな質問にも瞬時に答えが出る「究極の調査手段」であると絶賛されています。にもかかわらず、キングス・カレッジの関係者にとっては、このような記述は不快なようで、ホームページを見ると、「これは事実に反する。ブラウンは、キングス・カレッジのホームページは見たのかもしれないが、実際来たことはないのではないか」と批判しています。

このようにキリスト教の本場では評判が悪いのですが、フィクションではあっても、『ダヴィンチ・コード』を読むと、キリスト教の歴史とか、聖杯伝説、テンプル騎士団などに対して生きた興味がわいてきます。その意味で、キリスト教史入門となっています。また、この小説や映画の前半はパリのガイドブックであり、後半はロンドンのガイドブックともなっています。飛行機の中ででも読んでおくと、ロンドンに対する興味がいっそう増すでしょう。お勧めです。

ロンドン・スクール・オブ・エコノミクス

キングス・カレッジのすぐ北には、アルドウィッチ通りという半円形の通りがあります。この半円の部分にはすばらしい建築物が並んでいます。真ん中のキングスウェイと交わる部分に、ブッシュ・ハウスがあります。この建物は新古典主義様式で、大理石をふんだんに使った豪華な建物です。現在は、イギリス国営放送BBCが使っています。

その少し北のホートン通りを入ると、ロンドン・スクール・オブ・エコノミクス（ロンドン経済学・政策科学院）があります。LSEと略されます。

5 ストランド地区　97

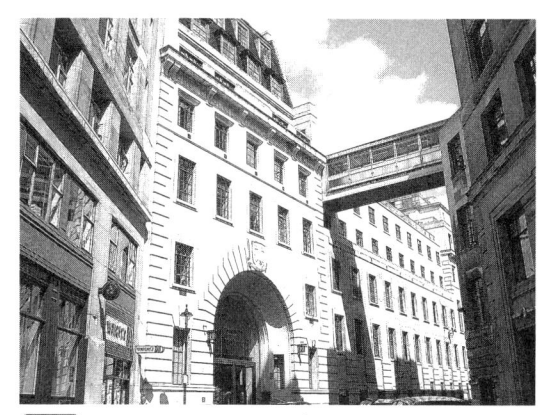

写真5.3 ロンドン・スクール・オブ・エコノミクス（LSE）
London School of Economics and Political Science
所 Houghton Street, London WC2A 2AE
http://www.lse.ac.uk/

　LSEは、ロンドン大学を構成する大学院です（p.40 **表2.1**）。学生数7000名をかかえる巨大学部です。

　LSEの建物はこの地域のあちこち散らばっていて、キャンパスという感じではありません。町の中にキャンパスが溶けこんでしまっていて、見分けがつかなくなっている感じです。オールド・ビル（**写真5.3**）の入り口を入ると、受付に大学案内（プロスペクタス）がおいてあり、自由にもらうことができます。近くに大きな図書館のビルがありました。

　LSEは、社会科学では世界的に有名で、経済学者のフリードリッヒ・ハイエクをはじめとして、ノーベル賞受賞者は13名にのぼります。また、世界の国の大統領や外交官でLSEを卒業した人も多く、アメリカのケネディ大統領も留学していました。

　そもそも、文化人類学、社会政策・行政学、国際関係論といった分野は、このLSEから生まれた学問であるといわれています。例えば、文化人類学についてみると、文化人類学と心理学は100年前は兄弟のような関係にありました。LSEにおいて、マリノフスキーが文化人類学の方法を確立します。LSEで学んだ研究者には、ラドクリフ=ブラウン、ファース、エヴァ

ンス・プリチャード、フォーテス、リーチなどがいます。これら世界をリードした文化人類学者がすべてLSE出身であることは驚くべきことです。

　日本人の経済学者として有名なのは、森嶋通夫（1923〜2004年）です。森嶋は、LSEの教授として経済成長理論に功績を残し、ノーベル賞候補に名前があげられました。『イギリスと日本』『サッチャー時代のイギリス』（岩波新書）などにより、イギリスの社会や教育について紹介したことでも知られています。これらの本は、イギリス理解の必読書としてお勧めです。

ロンドン大学コートルード美術研究所

　キングス・カレッジの西隣は、サマセット・ハウスになっています。この中には、ロンドン大学コートルード美術研究所があります。この研究所は、ロンドン大学を構成するカレッジのひとつです（p.40 **表2.1**）。オクスフォード大学のアシュモレアン美術館やケンブリッジ大学のフィッツウィリアム美術館、ハーバード大学のフォッグ美術館など、古典的な大学はすべて大きな美術館をもっています。この研究所は、ロンドン大学の附属の美術館として有名です。

　実業家のコートルードが集めた美術品をロンドン大学キングス・カレッジに寄贈してできたもので、400名の学生が学ぶ大規模な研究所です（桜井武『ロンドンの美術館』平凡社新書）。

　大学の附属施設のコートルード美術館はお勧めです。印象派以降の絵のコレクションはすごいものがあります。作品全体にコレクターの趣味が一貫しており、きれいな色彩の絵が多く、快感です。混雑がなくて、ゆったりと見られます。ショップも趣味がよく、美術書やグッズなど見るだけで楽しめます。

　サマセット・ハウスは、新古典主義の巨大な建物です。この建物の一部はキングス・カレッジの校舎になっています。サマセット・ハウスはもともと貴族の館で、テムズ川に直接舟で出られるようになっていました。このことをコンピュータ・グラフィクスで説明してくれる展示が館内にあります。中庭には噴水がありますが、冬はスケートリンクになります

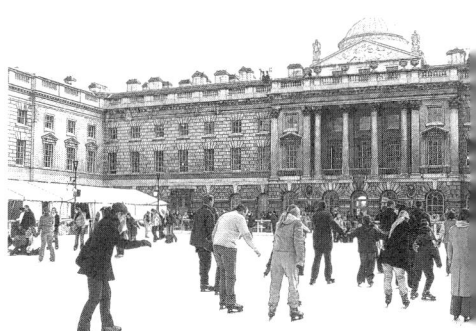

写真5.4 サマセット・ハウスの中庭（冬場はスケート場になります）
Somerset House
所 Strand, London WC2R 1LA
http://www.somersethouse.org.uk

（写真5.4）。

建物の中には、ほかにもギルバート・コレクション（宝石や工芸品の展示）などが入っています。ギルバート・コレクションを出ると、テムズ川を見渡せるテラスになっています。とてもよい見晴らしです。サマセット・ハウスは一日いても飽きません。

北に行くと司法の中心ホルボーン

キングス・カレッジのまわりは見どころがいっぱいです。以下では、キングス・カレッジを起点にして、東西南北に歩いてみることにしましょう。

まず、北に向かいます。アルドウィッチ通りから北に延びているキングス・ウェイ通りを歩いてみましょう。このあたりはホルボーン地区です。このあたりは地下鉄ホルボーン駅の近くであり、*4*のブルームズベリ地区と接しています。

ホルボーンは、イギリスの司法の中心地です。ロンドンの経済界の中心は東の「シティ」地区であり、一方、政治の中心は西のウェストミンスター地区です。この間に位置するのがホルボーン地区です。経済と政治の二大勢力の間で公正中立を保っているのが、司法のホルボーン地区です。

イギリスには4つの法曹学院がありますが、これらがすべてホルボーンの近くにあります。法曹学院（インズ・オブ・コート）とは法廷弁護士や裁判官が所属する団体であり、また、法廷弁護士の教育や資格付与をする

団体です。4つの法曹学院とは、①リンカーンズ・イン、②グレイズ・イン、③インナー・テンプル、④ミドル・テンプルを指します。

リンカーンズ・インは、キングス・ウェイ通りから1本東に入ったリンカーンズ・イン・フィールドにあります。サッチャー元首相とブレア元首相はともに弁護士の資格をもち、このリンカーンズ・インに所属していました。庭園の芝生はきれいに手入れされており、庭園の中に入ることができます。

床屋から別れた外科医：王立外科医師会

リンカーンズ・イン・フィールドの中央は公園になっています。この公園のまわりに、王立外科医師会やジョン・ソーンズ博物館があります。

王立外科医師会は新古典主義様式のりっぱな建物です（写真5.5）。

外科学は、内科学とは別のルートで発達しました。中世のヨーロッパでは、医療は教会でおこなわれていました。僧たちは内科治療も外科治療もおこなっていましたが、12世紀頃から教会は血を流す行為を嫌うようになったので、当時教会に出入りしていた床屋が外科治療をおこなうようになりました。床屋は、膿の切開や骨折の治療、手足の切断、抜歯などの外科治療をおこなっていました。彼らは「床屋外科医」と呼ばれ、1540年

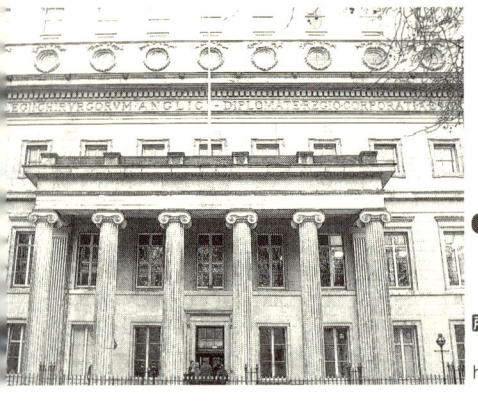

写真5.5 王立外科医師会（中にハンター博物館があります）
The Royal College of Surgeons of England
所 35-43 Lincoln's Inn Fields, London WC2A 3PE
http://www.rcseng.ac.uk

にヘンリー8世のもとで組合を作りました。彼らは、三色ねじり棒の看板を使っていました。赤は動脈、青は静脈、白は包帯を表し、これが現在の日本でも理容師の看板として使われているのは前述のとおりです（p.84）。

その後、外科医学が確立し、その教育を受けた医師が多くなったため、外科医と床屋は別の職業として独立しました。イギリスの外科医は1745年に外科医師の組合を結成しました。1797年に現在のリンカーンズ・イン・フィールドの建物に本部をおきました。1800年には王立外科医師会と名前を変えました。

ハンター博物館のショッキングな展示内容

王立外科医師会の中には、解剖学者ハンターが集めた人体標本の博物館があります。ジョン・ハンター（1728～1793年）は解剖学の祖といわれ、すさまじい情熱で人体の標本を集めました（ムーア『解剖医ジョン・ハンターの数奇な生涯』河出書房新社）。ハンターの死後、1800年に、その標本はイギリス政府によって買い上げられ、王立外科医師会に展示されました。標本の中には、のちにダーウィンがビーグル号で集めた動物の標本も加えられました（長谷川真理子『ダーウィンの足跡を訪ねて』集英社新書）。

ハンター博物館は一般開放されています。2002年に私が訪ねたときは改装中のため、入館できるのは医学関係者か医学部の学生で、身分証を提示した者ということでした。私は精神医学研究所に留学中だったので、その身分証を見せたら幸運にも入館できました。中に入ると、大教室のような大きな部屋に人体の病理標本がびっしりと並んでいます。中は薄暗くて、大きな部屋に見学者は私ひとりだったので、気味が悪くなりました。奇形のある標本や胎児の標本なども多く、ショッキングな展示内容なので、とてもここには書けません。

ジョン・ソーンズ博物館と『道楽者のなれの果て』

ジョン・ソーンズ博物館は、建築家のジョン・ソーンが集めた美術品を

展示しています。非常に人気があり、土日は入場のために行列ができます。ミシュランの旅行ガイドブックにも二つ星で推薦されています。

　この博物館は、知的な興味をかきたてられます。この博物館のすぐそばに大英博物館がありますので、比較すると面白いでしょう。規模の点でも内容の点でも、大英博物館がマクロコスモスであるとするなら、ジョン・ソーンズ博物館はミクロコスモスといえます。ジョン・ソーンは建築家であり、空間の芸術家です。空間の使い方がユニークであり、狭い空間にいろいろなものが詰め込まれています。あらゆるものが圧縮されて、ミクロコスモスを作っています。しかも、集められた絵画や彫刻などがひとつひとつミクロコスモス的な性質をもつものなのです。二重の意味で世界が圧縮されたミクロコスモスです。大味な大英博物館よりも面白い空間であることは間違いありません。

　ロンドンの博物館巡りのガイドとして勧めたい本は、『ロンドンの小さな博物館』（清水晶子、集英社新書）です。この本の著者はジョン・ソーンズ博物館に出会って感動し、博物館巡りを始めました。著者は、この博物館の扉を開けたときの感想を次のようにあらわしています。

　「何の変哲もない、黒い扉を押して中にはいると、そこには想像を超える異空間が待ち受けている」

　私もまさにこのような感じがしました。

　館のスタッフは、博物館の館員のような感じがしません。年齢も高い人が多く、ていねいで親切で、執事のような風格があります。

　ジョン・ソーンズ博物館は精神医学とも関係があります。ここには、画家ウィリアム・ホガース（1697～1764年）の『道楽者のなれの果て』という8枚の連作の油絵（1735年作）が飾られています。最後の8枚目は、精神病院（ベスレム王立病院）の内部や当時の患者さんの姿を描いたもので、精神医療の歴史を語る際には必ず引用されます。当時の精神病院は、運営資金を集めるため、見世物として内部を公開していました。この連作については、例えば、『ロンドンの美術館』（桜井武、平凡社新書）や『絵画と文学ホガース論考』（桜庭信之、研究社）などの解説を読むと、いっそう理解が深まります。

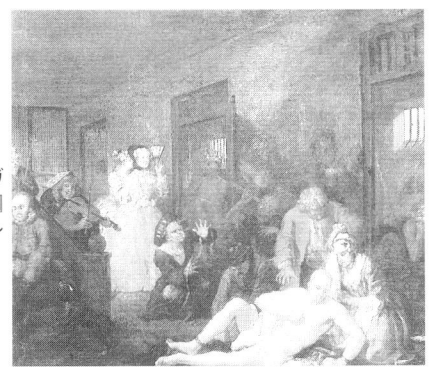

写真5.6 ジョン・ソーンズ博物館ホガース『道楽者のなれの果て』の絵はがき（当時のベスレム王立病院の内部）
Sir John Soane's Museum

所 13 Lincoln's Inn Fields, London WC2A 3BP
http://www.soane.org

　私はベスレム王立病院の博物館（p.176）で版画を見たのですが、ぜひ原画を見たいと思ってジョン・ソーンズ博物館に行きました。博物館では、ホガースの連作の絵はがきを売っています（**写真5.6**）。

　この絵はがきを見ると、当時は狂気というものが放蕩からも生じると考えられていたことがわかります。

　博物館の近くには、ステープル・インやシルバー・ヴォールツ（銀器を扱う店の集合体）などの観光スポットがあります。

東に行くとテンプル司法地区

　いったんキングス・カレッジに戻ります。ストランド通りを東へ行くと、すぐに王立裁判所があります。このあたりは司法地区です。裁判所は、ゴシック・リバイバル様式の巨大な建物です（**写真5.7**）。中には1000以上の部屋があるそうで、平日は中を見学できるようです。

　裁判所のあたりから、ストランド通りはフリート通りと名前が変わります。
　ここにテンプル教会があります。1185年にテンプル騎士団が建てた教会です。聖地エルサレムの教会をモデルにした円形の建物です。テンプル騎士団は十字軍の一部隊で、聖地エルサレムをイスラム教諸国から奪還するために組織されました。しかし、フランスの王の怒りを買い、1307年10月13日の金曜日に逮捕され、処刑されました（このときから、13日

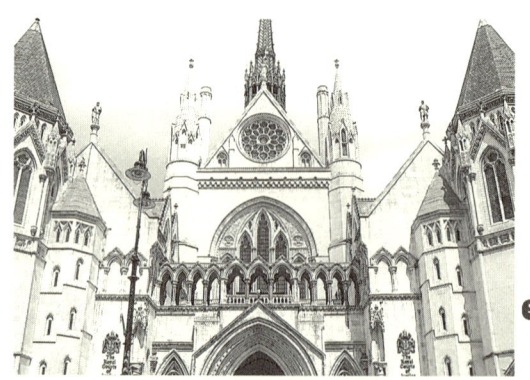

写真5.7 王立裁判所のゴシック・リバイバル様式の建物

の金曜日は縁起が悪いとされるようになりました)。テンプル教会の床には、十字軍騎士の彫像が横たわっています。この不気味な雰囲気は、映画『ダヴィンチ・コード』にも出てきます。この映画で、主人公たちが悪者に追われて逃げるのがフリート通りです。そのシーンには奇妙な形をした黒い像が写るのですが、これがテンプル・バー記念碑です（写真5.8）。裁判所の前に立っています。

テンプル教会の土地は、その後、法曹学院に貸し出されたため、現在では「テンプル」といえば法曹学院の代名詞となりました。4つの法曹学院（インズ・オブ・コート）のうち2つがテンプル寺院の南側の土地にあり

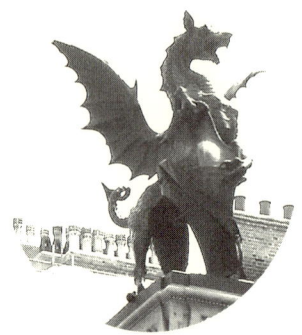

写真5.8 怪獣の形をしたテンプル・バー記念碑

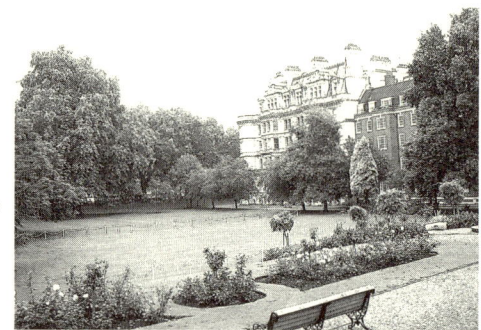

写真5.9 テンプルの中庭

ます。東側がインナー・テンプルで、西側がミドル・テンプルです(p.100)。

テンプルの入り口はフリート通りにあります。小さい露地の入口なので、注意しないと見逃してしまうでしょう。中は、テンプル教会、インナー・テンプル、ミドル・テンプル、庭園（写真5.9）などの観光地となっていて、なかなかの見物です。うるさいフリート通りからほんの少し入っただけなのに、まるで別世界に来たような感じがします。

インナー・テンプルとミドル・テンプルは法律家の事務所です。中で仕事をしている風景が窓から見えます。パリッとしたスーツを着こなした法曹界の体格のよい男女が闊歩しています。その中を、観光客たちが旅行ガイドブックとカメラをもって見物しています。じゃまだろうと思いますが、とくに気にせずに仕事をしています。不思議な感じです。

インナー・テンプルの外のフリート通りには「ヘンリー皇子の部屋」という博物館があります。日記作家サミュエル・ピープスの資料が展示されています。

フリート通り：ジャーナリズムの心臓

フリート通りは新聞街として知られています。1500年に最初の新聞社「ザ・サン」がこの地に作られて以来、イギリスのジャーナリズムの心臓と呼ばれてきました。ザ・タイムズやザ・デイリー・ロンドン、ロイター通信社なども以前はここにありました。ただし、現在は大手新聞社はすでに移転しています。

現在のフリート通りは商業とビジネスの街で、歩いていて活気があります。そこにいろいろな歴史的建造物が並んでいて、ロンドンの面白さがつまった通りといえます。

そういえば、シャーロック・ホームズの『赤毛連盟』を読んだ方は多いと思いますが、この話はフリート通りが舞台なのです。

ストランド通りを西へ行くと、セント・ブライズ教会があります。この教会の形は、ウェディング・ケーキのような形をしています。教会が真似

をしたのではなく、逆にこの教会の形を見て、あるパン菓子職人がウェディング・ケーキを発明したのだそうです。この教会は、新聞記者たちに親しまれていた場所です。

1893年に、セント・ブライズ財団研究所が近くに作られました。建物の中には、セント・ブライズ印刷図書館があります。その下には、ブライドウェル劇場があります。

迷路の中のジョンソン博士の家

フリート通りは、世界最初の英語辞典を編纂したサミュエル・ジョンソン博士ゆかりの地です。彼は随筆家としても知られて、「ロンドンに飽きた人は、人生に飽きた人だ」などの多くの明言を残しています。

フリート通りを東へ行くと、「オールド・チェシャー・チーズ」と書かれたランタンのような看板が道にとび出しています。これはパブの看板です。1865年創業のパブで、ジョンソン博士が常連だったところとして有名です。

このパブから露地に入ると、迷路のような小さな露地が入りくんでいます。奥へ行くと、ゴフ・スクエアというところに「ジョンソン博士の家」

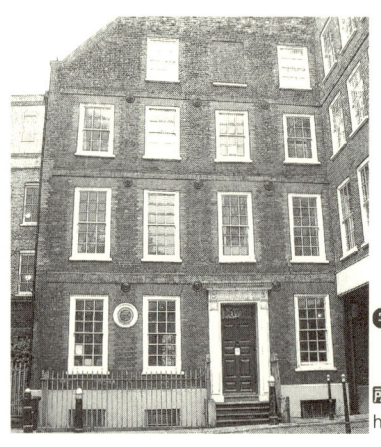

写真5.10　ジョンソン博士の家（中は博物館になっています）
Dr. Johnson's House
17 Gough Square, London EC4A 3DE
http://www.drjohnsonshouse.org

があります。これはジョンソンが住んでいた家であり、博物館として保存され、一般公開されているのです（写真5.10）。

博物館は4階建てのこぢんまりした家で、展示物はそれほど多くはありません。地下にトイレがあります。

近くのセント・クレメント・デーンズ教会の裏には、ジョンソン博士の像が建っています。博士は、この教会によく礼拝に訪れたということです。ジョンソン博士の像は小太りでずんぐりしていて、愛嬌があります（写真5.11）。

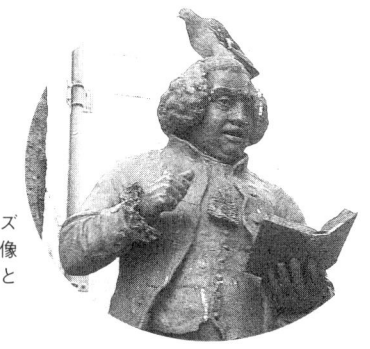

写真5.11 セント・クレメント・デーンズ教会にあるジョンソン博士の像（たまたま像の上にカラスがとまったところ）

このセント・クレメント・デーンズ教会は面白いところで、ミシュランの旅行ガイドブックは二つ星で推薦しています。フリート通りのテンプルの前あたりにあります。道路の真ん中に大きな教会が建っているのです。その両側は自動車がビュンビュン通っています。車に気をつけて横断歩道を渡り、教会の中に入ってみましょう。静かで別世界です。ここが大通りの真ん中であることを忘れてしまいます。屋外にトイレがあって助かります。

フリート通りの先には、セントポール大聖堂が見えます。さらに東には、経済の中心地シティがあります。

西に行くとコベント・ガーデン地区

キングス・カレッジに戻り、西の方向に行くと、コベント・ガーデンがあります。これは、ショッピング・モールのある広場です。コベント・ガ

ーデンは、イタリアの広場をまねて作られています。イギリス人のラテン文化へのあこがれが込められているといわれます。たしかに、建物の中は吹き抜けとなっていて、イギリスにしては珍しく開放的な雰囲気です。

　地下の中庭では、大道芸人が芸をしています。私が行ったときは、女の人がオペラを唱っていて、通行人からお金をもらっていました。1階から吹き抜けで地下の様子が見えるので、多くの人が上から見物しています。建物のまわりはオープン・カフェになっています。日曜日だったので、多くの人が出てお茶を飲んでいました。映画『マイフェア・レディ』のイライザが花売りをしていたのはここです。

　コベント・ガーデンのまわりには、有名な劇場が多く集まっています。王立オペラ・ハウスもあります。

　この地区にはいくつかの博物館があります。演劇博物館にはイギリスの400年にわたる演劇についての資料があり、ヨーロッパの文化を肌で感じることができます（入場無料）。『オペラ座の怪人』の音楽が流れていて、ロンドンでこれを見たときの感動を思い出しました。

　ロンドン交通博物館は、実物の交通車輛などがおいてあって、自由に触ったり、出入りしたりできます。6ポンド近く払いますが、童心に帰って意外に楽しい博物館です。

　イギリスに暮らしての最大の不満は、地下鉄や鉄道に関するものでした。この博物館を見たら、1937年の段階ですでにロンドンの地下鉄は今のような路線になっていたことがわかりました。漱石の留学の頃から地下鉄はあったのです。つまり、地下鉄のシステムができてから100年以上たっており、老朽化しすぎているわけです。100年も前に作られたシステムが現在まで動いているのだから、不満が多くなるのは当然なのかもしれません。そういった日頃の不満が理解できたのも面白いことです。

　また、フリーメイソン・ホール（博物館）もあります。フリーメイソンもテンプル騎士団と関係が深いとされています。フリーメイソン博物館については、『ロンドンの小さな博物館』（清水晶子、集英社新書）に楽しい紹介文があります。

　少し足を伸ばすと、ナショナル・ギャラリーもあります。イギリス国営

の美術館で、パリのルーブル美術館と並んで、世界最大級のコレクションです。ナショナル・ギャラリーには、『ダヴィンチ・コード』の中に登場するダヴィンチの「岩窟の聖母」が展示されています。この絵は、主人公たちがルーブル博物館から脱出する際に重要な役割を果たします。

南に行くと文化エリアのサウス・バンク地区

　最後に、キングス・カレッジから南に行ってみましょう。ウォータールー橋を渡って、テムズ川の対岸に渡ると、そこは、サウス・バンクと呼ばれる文化エリアです。王立フェスティバル・センター、クイーン・エリザベス・ホール、王立ナショナル・シアターなどの劇場があります。私が行ったときは、王立ナショナル・シアターの前の広場で、ボッティチェリの『ヴィーナスの誕生』の絵を道路に模写しているアーチストがいて、それで通行人からお金をもらっていました。かなりよくできた模写でした。広場からテムズ川を振り返ると、セントポール大聖堂のすばらしい眺めを楽しめます。美術館のヘイワード・ギャラリー、映画館のナショナル・フィルム・シアターなどもあります。

　少し南に行くと、ウォータールー駅があります。ここはユーロスターの発着点で、これに乗ると3時間でパリに着きます（写真5.12）。そうです、『ダヴィンチ・コード』の幕が上がるパリです。

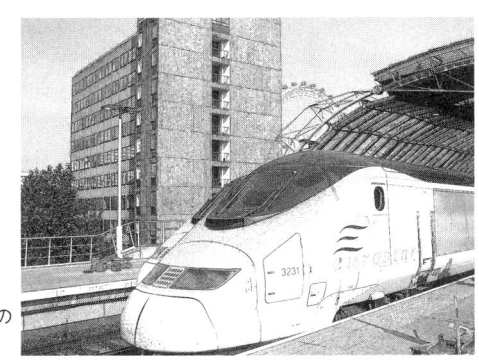

写真5.12　ウォータールー駅のユーロスター

6 ウェストミンスター地区

これだけは見のがせないウェストミンスター地区

　ロンドンに来た人の多くは、ウェストミンスター宮殿（国会議事堂）やビッグ・ベン（時計台）や、ウェストミンスター寺院、バッキンガム宮殿などを見物するでしょう。ここまで来たら、ぜひセント・トーマス病院を見てください。

　旅行ガイドブックは取り上げていませんが、セント・トーマス病院のまわりは臨床施設など見どころいっぱいで、隠れた名所です。この病院を基点として、北へ行くと文化エリアのサウス・バンク地区、東へ行くと旧ベスレム王立病院があります。南に行くと英国薬剤師会があり、さらに南下するとランベス地区の早期介入サービスがあります。ウェストミンスターに行ったら、ぜひこれらの臨床施設を見てください。周辺の略図を 地図8 に示します。

セント・トーマス病院からの眺めは格別

　前章で述べたテンプル駅から地下鉄サークル&ディストリクト線で2つ目がウェストミンスター駅です。ここで降りると、すぐウェストミンスター宮殿（ビッグ・ベンと国会議事堂）があり、テムズ川にかかるウェストミンスター橋が見えます。その向こうにセント・トーマス病院の大きな建物が見えます（写真6.1）。

　ウェストミンスター橋の上からテムズ川を見渡すと、気持ちのよい風景が広がっています。ウェストミンスター橋の途中の屋台では、ホットドッグを売っています。お腹がすいていると、とてもおいしそうに見えます。ところが、買って食べてみるとちっともおいしくないのです（イギリスではふつうのことですが）。それよりは、セント・トーマス病院に行ってカ

6 ウェストミンスター地区 111

地図8 ウェストミンスター地区

- ホワイトホール通り
- 地下鉄ウェストミンスター駅
- ウェストミンスター橋
- カウンティ・ホール
- ビッグ・ベン
- セント・マーガレット教会
- セント・トーマス病院
  - 北棟
  - ランベス棟
  - 西棟
  - 南棟
  - 病院医学校ビル
- ガショット・ハウス
- ウェストミンスター寺院
- 国会議事堂
- テムズ川
- ミニアム・マイル
- 帝国戦争博物館（旧ベスレム王立病院）
- ランベス宮殿
- 庭園史博物館
- ランベス橋
- 英国薬剤師会

N

（小さな通りなどは省略した模式図です）

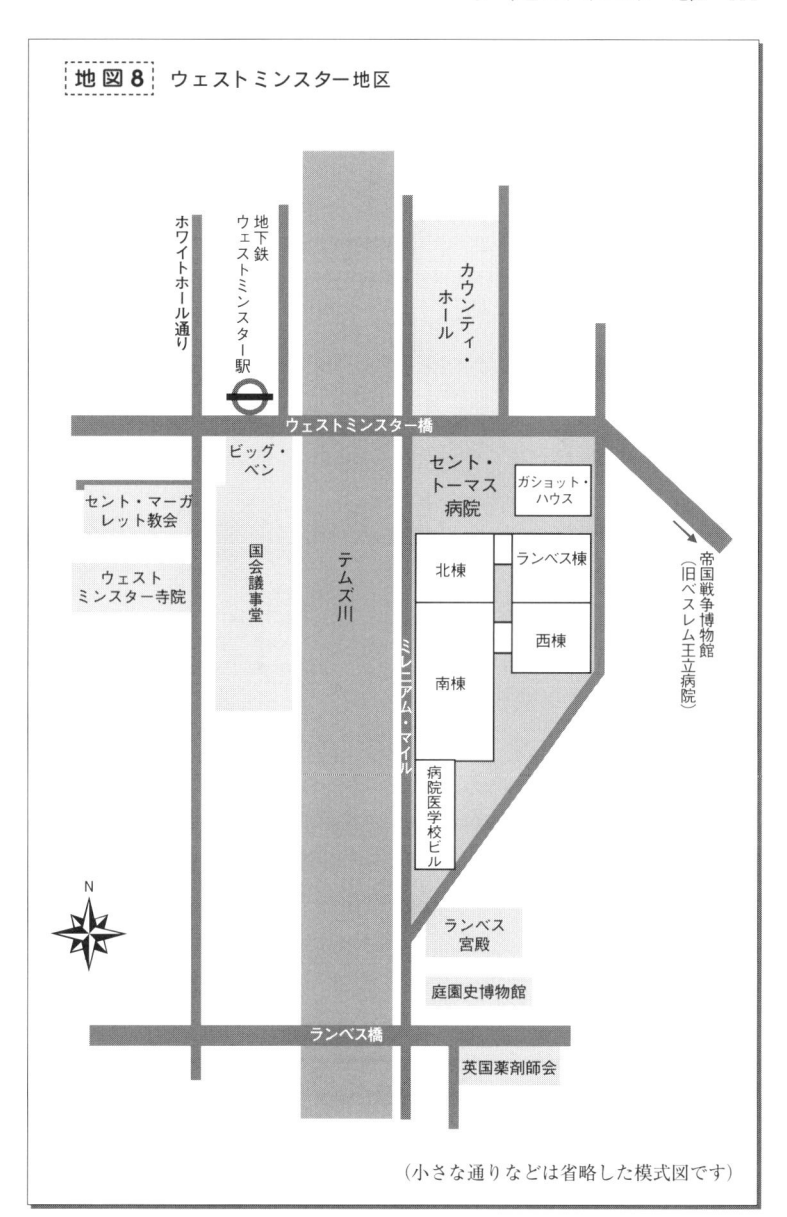

フェテリアで何か食べたほうがましです。

　ウェストミンスター橋を渡ると、すぐに病院の敷地に入れます。右側は噴水のある前庭となっており、左側にはガショット・ハウスという大きな建物があります（ここに後述のナイチンゲール博物館があります）。写真6.2 は前庭から病院を見たところです。

　まっすぐ進むと、入り口があり（写真6.3）、入り口の右側が北棟で、左側がランベス棟です。

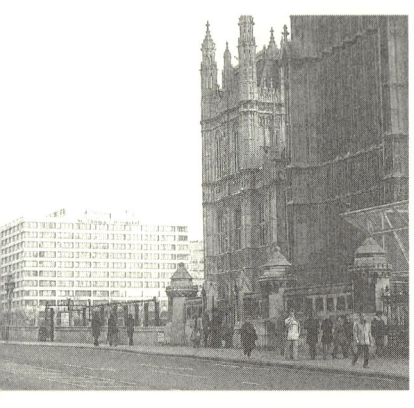

写真6.1　ビッグベンからすぐセント・トーマス病院が見えます（右の建物がビッグベン、左の建物が病院、その間にウェストミンスター橋があります）
St Thomas' Hospital
所 Lambeth Palace Road, London SE1 7EH
http://www.guysandstthomas.nhs.uk

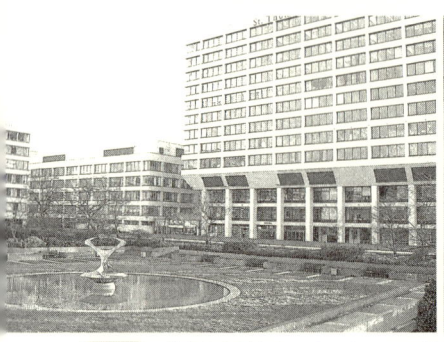

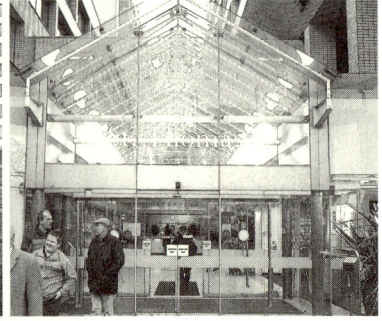

写真6.2　前庭から見たセント・トーマス病院（右が北棟、真ん中がランベス棟、左がガショット・ハウス）

写真6.3　セント・トーマス病院の入口

セント・トーマス病院に入ってみよう

　ふつうの総合病院なので、誰でも中に入れます。入り口のあたりはショッピングモールのようになっています。WHスミスというコンビニエンス・ストアのような大きな店も入っており、飲み物や食べ物や雑誌などが買えます。北棟はフード・コートになっていて、ハンバーガー屋とか、「トムズ2」というカフェテリアなどが入っています（セント・トーマス病院の愛称は「トム」で、これを店の名前にしたものです）。トイレなども利用できますし、旅行者にとっては便利です。

　ここにはフレンド・ショップがあります。これはボランティアの人たちが出している慈善のための店です。ここでセント・トーマス病院のグッズを売っています。例えば、病院のロゴ入りのマグカップとか、テーブルクロス、コースター、しおり、ネクタイなどを売っています。

　セント・トーマス病院は、北棟、南棟、東棟、ランベス棟という4つの棟からなります。

　これらの棟は廊下で結ばれていて、廊下の下は地下道になっていて、輸送路になっています。

　北棟の1階の廊下には、病院の模型などが飾ってあります。廊下を少し行くと、セントラル・ホールがあります。このホールは、この病院の歴史をディスプレイしています。ナイチンゲールやビクトリア女王など、この病院に貢献した人の銅像がたくさん並んでいます。「1898年にビクトリア女王は、この病院に1万ポンドを寄付した」という銅プレートが飾ってあります。ナイチンゲールの両側には、この病院の職員がもらったおびただしい勲章が並んでいます。また、1940年のドイツ軍の爆撃で亡くなった病院職員のリストが掲げられています。病院の歴史を説明する写真も展示されています。旧セント・トーマス病院の博物館の説明パネルもあります。このホールで展示を見ていたら、ベンチに座っていたおばあさんが「私は今93歳だが、この病院で生まれた」と話しかけてきました。

　このホールの上は教会になっています。

　北棟の廊下を歩いていき、右に曲がって上に行くと、古い会議室のよう

な部屋がありました。古い絵がかけられていて、荘厳な雰囲気でした。

ランベス棟の1階は薬局になっています。ここには薬の歴史のディスプレイがあります。奥には、「子どもの心理学的医学」という科があります。小児精神科のことでしょう。

世界遺産に臨む病院ベスト3

この病院の宝は、世界遺産ウェストミンスター宮殿（ビッグ・ベンや国会議事堂）の眺望です。カフェテリア「トムズ2」の窓はガラス張りになっていて、テムズ川をはさんで見えるウェストミンスター宮殿の眺めはとてもすばらしいものがあります。また、北棟の1階と2階の廊下には休憩所があり、ここもガラス張りで、向かいのウェストミンスター宮殿がよく見えます。 写真6.4 は、前庭からウェストミンスター宮殿を見た風景です。

世界遺産をこれだけ間近に見られる病院は、世界でも珍しいでしょう。こころの臨床ツアー私撰「世界遺産を臨む病院ベスト3」に入れておきましょう。

①ロンドンのセント・トーマス病院（世界遺産ウェストミンスター宮殿の眺望）
②バルセロナのサン・パウ病院（現役の病院そのものが世界遺産）

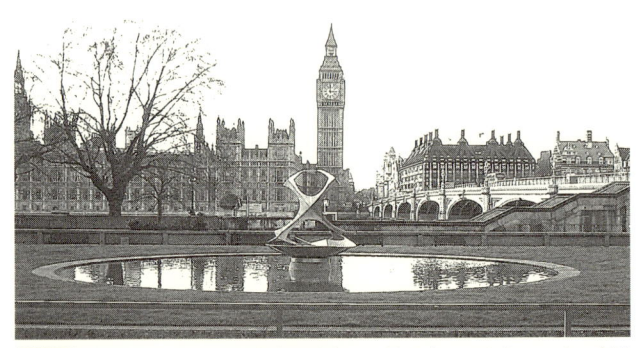

写真6.4 セント・トーマス病院の前庭から見たウェストミンスター宮殿（ビッグ・ベンと国会議事堂）

③パリのオテル・デュー病院(世界遺産セーヌ左岸のまっただなかにある病院)

　画家ターナーが描いた『国会議事堂の火災』という有名な絵があります。1834年に国会議事堂が火災になり、そのときの風景を描いたものですが、その絵がまさにセント・トーマス病院の庭からの眺めと同じです。ターナーの絵は、テート・ブリテン(美術館)にたくさんそろっています。それを見るとターナーの天才ぶりがよくわかります。

ナイチンゲールが設計にかかわった病院

　セント・トーマス病院ができたのは1173年です。800年以上の歴史があります。昔はロンドン・ブリッジ駅の近くにあり、ガイ病院と隣り合っていました。セント・トーマス病院の古い病院の一部(手術室)が残っており、博物館として公開されています(p.133)。その後、セント・トーマス病院は火事などのため移転し、1871年に今のランベス地区に建てられました。

　4つの病棟のうち、南棟はナイチンゲールが指導して設計され、1868年に着工されました。彼女が設計した病棟は「ナイチンゲール病棟形式」と呼ばれて、イギリスの多くの病院に採用されました。この形式は、大きな病室の中央にナース・ステーションをおき、左右の窓沿いにベッドを並べる方式です。大部屋の中に30床ほどのベッドを並べていたそうです。現在の病院では、個室や4人部屋が主流となったため、このような大部屋スタイルはしだいに減ってきましたが、それでも、セント・トーマス病院南棟の大部屋スタイルは患者さんやスタッフには意外に評判がよいそうです(伊藤誠『ヨーロッパの病院建築』丸善)。

　南棟から遅れること100年、新たに北棟(1976年建設)や、西棟とランベス棟(1966年建設)が建てられました。近代的な北棟が建てられたときは、このウェストミンスター地区の歴史的な景観を壊すものとして、多くの批判を浴びたそうです。

　また、ナイチンゲールは看護師を養成するために、1860年にナイチン

ゲール看護学校を作り、臨床実習の場としてセント・トーマス病院を選びました。この看護学校は、現在はロンドン大学のキングス・カレッジのナイチンゲール看護助産学校となっています。セント・トーマス病院はナイチンゲールと深いかかわりがあります。

現在では、セント・トーマス病院とガイ病院は連合をなしています。スタッフ数7000名というマンモス病院です。セント・トーマス病院は、この地域向けの医療啓蒙雑誌も発行しています（ホームページで見られます）。

キングス・カレッジのキャンパスとしての病院

セント・トーマス病院のすぐ南の建物は、ロンドン大学キングス・カレッジの医学校のビルです。

1723年頃にセント・トーマス病院医学校が作られました。これはロンドンで最も古い歴史をもつ医学校です。少し前まではロンドンには12校の医学校がありましたが、1990年代に統合が進み、セント・トーマス病院医学校はロンドン大学キングス・カレッジの中に入りました。キングス・カレッジの医学部は、ガイ病院、キングス・カレッジ病院、セント・トーマス病院を教育病院としてもっており（3病院の頭文字をとってGKT医学校と呼ばれます）、イギリスで最大の規模をもつ医学部として知られています（p.92 表5.1）。

5で述べたように、ロンドン大学キングス・カレッジは、4つのキャンパスをもっていますが、セント・トーマス病院キャンパスはそのひとつです。

最近、この病院で医学を学んだ日本人の体験が出版されました。『見習いドクター、患者に学ぶ—ロンドン医学校の日々』（林大地、集英社新書）です。患者中心の医療やエビデンス（実証）にもとづく医学などが教えられていることがわかります。

医学校のビルは、病院の南棟と続いています。南棟の廊下をずっと歩き、つきあたりの南棟第8ブロックにアダムソン・センターがあります。この建物に精神科関係の部屋があります。1階は臨床心理学と心理療法の部屋です。2階と3階が病棟で、4階はキングス・カレッジの医学部の精神医

学と臨床心理学の研究室になっています。また、4階にはリエゾン精神医学や心理社会的癌研究グループの研究室などもあります。

認知行動療法のガレティ教授を訪ねる

このアダムソン・センターの4階に、フィリッパ・ガレティ教授の研究室がありました。ガレティは、統合失調症の臨床心理学研究における若手のリーダー的存在です。1997年には、40歳の若さでキングス・カレッジ医学部の臨床心理学の教授となりました。

彼女は、妄想の臨床心理学研究という新しい領域を開拓しました。妄想を記述し、アセスメント法を開発し、発生メカニズムを考え、治療介入をおこなうというアプローチを開発したのです。彼女の共著『妄想はどのように立ち上がるか』(丹野義彦監訳、ミネルヴァ書房)は大きな影響力をもち、この本に惹かれて多くの若手心理学者が妄想の研究をはじめました。さらにガレティは、妄想や幻聴などの陽性症状に対する認知行動療法を強力に開発しました。彼女らのグループは統合失調症の認知行動療法のマニュアルを作り、このマニュアルをもとにして認知行動療法をおこなっています。ガレティの業績については、『妄想はどのように立ち上がるか』の中の訳者解説にまとめてあります。

私は、2000年にはじめてガレティの研究室を訪ねました。私がおこなっている研究に最も近い研究者がガレティであり、いちばん議論したい心理学者だったからです。そのときにセント・トーマス病院のテラスで、ガ

写真6.5 セント・トーマス病院のテラスにてガレティ教授とともに(後ろの木の陰にうっすら写っている塔がビッグ・ベン)

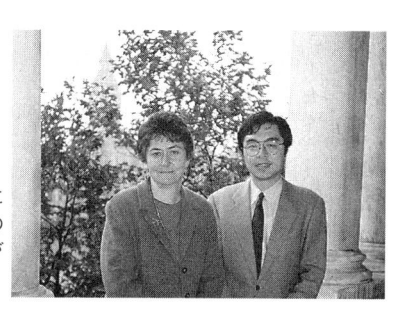

レティとともに写真を撮りました（写真6.5）。大きな柱は、1868年に作られた南棟（ナイチンゲール病棟）の柱です。

ガレティ教授を日本に呼ぶ

2002年に私が留学したときは、研究の方法やマネジメント法をガレティに学びました。ガレティは、統合失調症に対する認知行動療法の効果研究の先頭を切っています。イギリス政府（NHS）は、認知行動療法に多額の研究費を出してバックアップしているのです。ガレティはその先頭に立ち、多くのビッグプロジェクトを動かしています。彼女のもとで多くの研究スタッフが働き、ピーターズやフリーマンなどの若手研究者も育っています。私は留学中に、そうしたビッグプロジェクトのマネジメント法を学びたいと思いました。このために、ガレティの研究室で開かれる治療効果研究の会議には頻繁に出席しました。ガレティの研究室の会議に出るたび、ウェストミンスター宮殿を眺めたものです。

ガレティとは今でも研究室ぐるみのつきあいを続けています。帰国後の2003年には、ガレティを日本心理学会に招待することができました。来日ワークショップでは、多くの事例をビデオで紹介し、非常にわかりやすく、日本の臨床家に勇気を与えてくれました。ガレティは、人柄も話しぶりも非常に明確であったのが印象的でした。そのときのワークショップの記録は、『認知行動療法の臨床ワークショップ 2』（丹野義彦他編、金子書房）にまとめました。

また2006年には、前述のように、私の研究室みんなでガレティの共著『妄想はどのように立ち上がるか』を翻訳しました。2007年にはスペインの世界行動療法認知療法会議でシンポジウムを開き、ガレティに指定討論をしてもらいました。

ガレティはその後、キングス・カレッジの精神医学研究所の教授となり、モーズレイ病院にある精神医学研究所に研究室を移しました。現在も、認知行動療法のリーダー的存在として活躍しています。

認知療法＋精神分析＝認知分析療法

セント・トーマス病院で活躍した臨床家はたくさんいます。

例えば、認知分析療法を作ったアンソニー・ライルがいます。ライルはもともと一般開業医（GP）でしたが、精神分析療法に興味をもち、ロンドンのセント・トーマス病院の精神科で心理療法家となりました。彼は認知行動療法を精神分析（対象関係論）と統合しようとして、認知分析療法（CAT）を開発しました。ライルの認知分析療法は、治療期間を定めた短期心理療法の側面をもっています。この技法を支持する人が増えたので、ライルは「認知分析療法協会」を作り、事務局をセント・トーマス病院におきました。現在、1000人規模の会員がいるということです。この病院は、認知分析療法の発祥の地といえます。

このように、認知行動療法の治療効果が認められるにつれて、これまでの精神分析療法やカウンセリングの側が積極的に認知行動療法の技法を取り入れて折衷する動きがさかんになっています。例えば、モールツビーの論理行動療法、ウェスラーの認知評価療法といった動きです。

また、セント・トーマス病院で活躍した有名な心理学者として、マクドゥーガル（1871〜1938年）がいます。彼はセント・トーマス病院で医学教育を受け、その後、オクスフォード大学の心理学講師となり、のちにアメリカのハーバード大学で動機づけや本能の心理学研究をしました。

イギリスの有名人ナイチンゲール

セント・トーマス病院はナイチンゲールと関係が深く、病院の中にはナイチンゲール博物館があります（写真6.6）。

フロレンス・ナイチンゲール（1820〜1910年）は、近代看護学の確立者です。以前はナイチンゲールの肖像が紙幣に印刷されていたほど、イギリスでは有名人です。

1854年にクリミア戦争が起こると、ナイチンゲールは看護師のチームを指導して野戦病院の衛生環境を改善し、死亡率を数パーセントに下げて

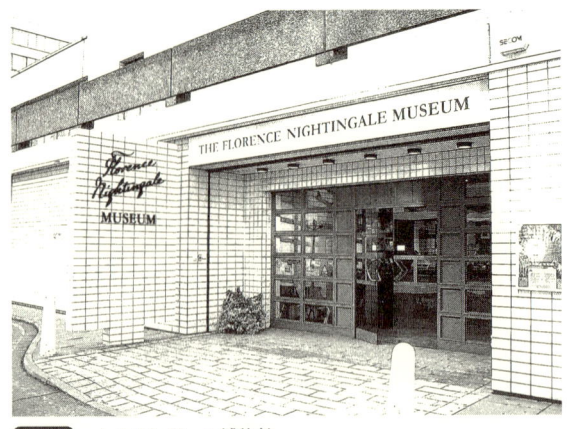

写真6.6 ナイチンゲール博物館
Florence Nightingale Museum, St.Thomas' Hospital
所 2 Lambeth Palace Road, London SE1 7EW
http://www.florence-nightingale.co.uk

みせました。ナイチンゲールの活動は世界の赤十字運動のきっかけにもなりました。彼女は看護部組織を独立させて運営する方式を確立し、看護師長というポストを作るなど、現在の看護システムの基礎を築きました。ナイチンゲールは多方面に才能を発揮した天才的な人物でした。精力的な文筆家でもあり、150冊の本を書きました。

　フロレンス・ナイチンゲール博物館は、病院のガショット・ハウスにあります。中に入ると、ナイチンゲールの一生をまとめたビデオが上映されています。また、ナイチンゲールの自筆のノートや遺品が展示されています。ショップでは、ナイチンゲール・グッズや看護関係の本を売っています。

西へ行くと世界遺産エリア

　セント・トーマス病院のまわりは見どころがいっぱいです。病院を基点として、東西南北を散歩してみましょう。

　まず西へ行き、テムズ川を渡ると、3つの世界遺産があります。ウェストミンスター宮殿（国会議事堂やビッグベン）、ウェストミンスター寺院、

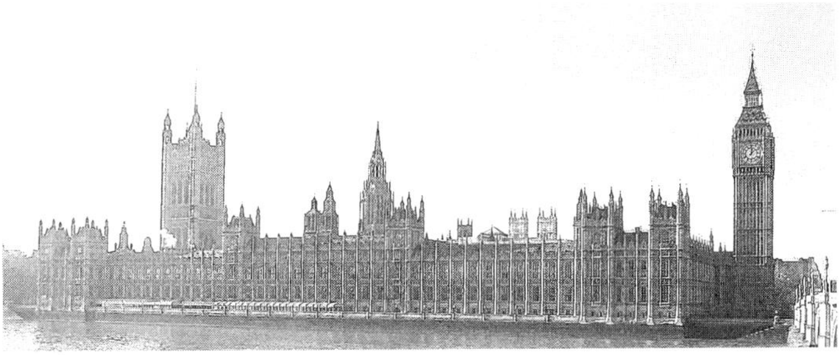

写真6.7 世界遺産のウェストミンスター宮殿（右側の塔がビッグ・ベン）

セント・マーガレット教会です。

　ウェストミンスター宮殿は、北にビッグベン（時計塔）をもち、南にヴィクトリア・タワーという2つの塔をもっています（**写真6.7**）。巨大な建物で、テムズ川に沿った長さは300メートルもあります。

　ウェストミンスター宮殿はイギリスを象徴するゴシック・リバイバル様式の建築です。繊細な美しさをもっていますが、それに気づく旅行者は少ないのではないでしょうか。というのも、この宮殿を近くからゆっくりと見物できる場所がないからです。テムズ川越しに遠くから眺めるしかありません。しかも国会議事堂として使われているので、近づくことが難しいのです（私はまだ中に入ったことはありませんが、国会議事堂内は見学も可能とのことです）。

　私は前述のように、留学中、セント・トーマス病院で開かれるガレティの会議に参加しましたので、毎回橋を渡り、ウェストミンスター宮殿を眺めました。そのたびにこの宮殿の美しさに触れました。小さな尖塔が無数にあり、それが繊細な美しさを出しています。朝・昼・夕方・夜（夜にはライトアップされます）と、いろいろな時間帯に見たのですが、光の当たる角度によって、見るたびに別の印象があります。

　このときの体験が核となり、ロンドン各地での発見が積み重なっていき、本書が生まれたというわけです。

ウェストミンスター寺院とニュートン

　一方、ウェストミンスター寺院は、国王の戴冠式がおこなわれる寺院です。ゴシック様式の壮麗な建物です（写真6.8）。

　10ポンドの入場料を払って中に入ります。日本語の音声ガイドもあります。寺院の中には、歴代の王や著名な政治家・詩人・科学者などの墓があります。ニュートンの墓や、詩人のコーナーが有名です。中は暗くて不気味です。床にも有名人の名前が書いてあります。

　ウェストミンスター寺院は、ダン・ブラウンのベストセラー小説『ダヴィンチ・コード』（角川文庫）に登場します。主人公たちは、ウェストミンスター寺院に葬られている物理学者ニュートンの墓に聖杯を解くカギがあることをつきとめます。ニュートンの墓は、映画『ダヴィンチ・コード』にも登場します。ほかのシーンは、寺院の撮影許可がおりなかったために、イギリス東部のリンカーン大聖堂で撮影されたそうです。

　なお、意外と思われるかもしれませんが、ニュートンは心理学の成立と関係があるのです。ニュートンの三大発見は、①万有引力、②微分積分学、

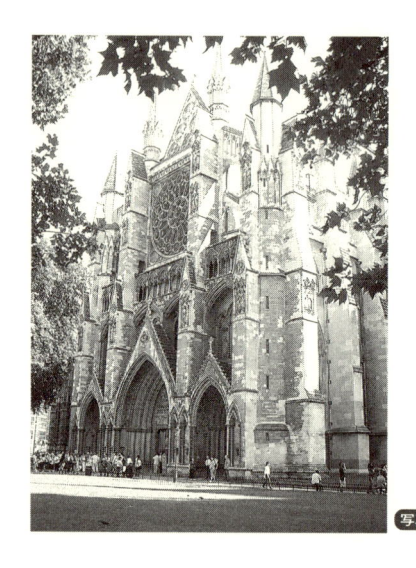

写真6.8　世界遺産のウェストミンスター寺院

③光学、といわれますが、光学は視覚心理学の基礎となったからです。

　ビッグ・ベンから北に延びるホワイトホール通りは官庁街で、財務省や外務省、首相官邸（ダウニング街）などが並んでいます。ビッグ・ベンから西にずっと行くと、女王の住むバッキンガム宮殿があります。バッキンガム宮殿には、クイーンズ・ギャラリーという一般公開の美術館があります。ここには、フェルメールの絵や、フロイトの孫のルシアン・フロイトが描いた現エリザベス女王の肖像画などが展示されています。

北へ行くと文化エリアのサウス・バンク地区

　セント・トーマス病院に戻ります。病院の北側には、サウス・バンクという文化エリアが広がっています。

　通りをはさんだカウンティ・ホールの前には、大きなライオンの像が目立っています。これはサウス・バンク・ライオンと呼ばれる像です。もともとはライオン・ビールという会社のマスコット像で、コード・ストーンという強固な人工石材で作られていることで有名です。

　カウンティ・ホールは、以前はロンドン市の市庁舎でした。現在は、水族館やいろいろな美術館が入っています。ダリやピカソの展示があります。ダリの絵は、精神分析の影響を受けて、夢や幻影が取り入れられています。

　また、ここにサーチ・ギャラリーがオープンしました。美術収集家チャールズ・サーチの個人コレクションを展示している美術館です。以前はセント・ジョンズ・ウッドにありましたが、2003年春からこのカウンティ・ホールに移ってきました。入場料に8.5ポンドもとられましたが、個人的にはとても満足でした。一般に現代美術は当たりはずれが大きいのですが、このギャラリーはそれなりに楽しめました。

　すぐ近くには、ロンドン・アイ（2000年にできた巨大な観覧車）があります。ここからの眺めはミシュランの旅行ガイドブックでは三つ星で推薦されていますが、私は高いところが苦手なので、まだ乗ったことはありません。

　その北にはウォータールー駅があり、それを越えると王立ナショナル・シアターなどの劇場が並んでいます（p.109）。

東へ行くと旧ベスレム王立病院

　病院に戻って東側にしばらく歩くと、ベスレム王立病院の跡地があります。ベスレム王立病院は、イギリスで最も古く有名な精神科病院です。広い敷地の中に、写真6.9 に示すような立派な建物が建っています。1815年からここにベスレム王立病院がありましたが、1930年に移転しました。これについては、*8* (p.168) で述べます。

　写真からわかるように、前庭に巨大な大砲が2門あります。別に精神科病院が大砲で武装していたというわけではありません。この建物は今は帝国戦争博物館となっているので、大砲が展示されているのです。朝鮮戦争の展示コーナーなど、歴史的な資料も多く展示されています（入場は無料）。中に入ると、巨大な武器の展示物に圧倒されます。戦車やロケットの一部が切り取られていて、中の様子が見えたり、潜水艦の潜望鏡をのぞいたり、参加型のアトラクションも多くあります。それにしても、精神科病院と戦争博物館というのは正反対の概念です。巨大な大砲を見て、ここがベスレム王立病院だったと想像するのは難しいでしょう。

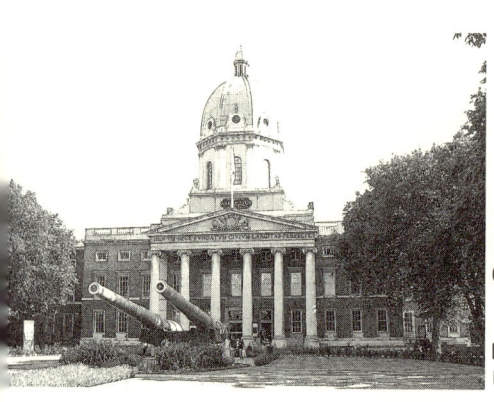

写真6.9　もとのベスレム王立病院
（今は帝国戦争博物館）
Imperial War Museum
🏠 Lambeth Road, London SE1 6HZ
http://www.iwm.org.uk

南へ行くと英国薬剤師会と博物館

　病院からテムズ川に沿って、遊歩道のミレニアム・マイルが通っていま

す。ウェストミンスター宮殿の眺めを楽しみながら歩けます。

病院の南側には、ランベス宮殿があります。ここはカンタベリー大司教のロンドンでの滞在場所です（非公開）。

宮殿の隣には、庭園史博物館があります。イギリスのガーデニングや植物についての資料を集めた博物館です。建物は教会を改装して作られており、上品で落ち着いています。無料です。受付の老夫婦の態度もていねいで、感じのよい博物館です。中庭にある植物園もくつろげます。庭というものは、箱庭に代表されるように、ひとつのミクロコスモスを作る作業であることが実感できます。『ロンドンの小さな博物館』（清水晶子、集英社新書）には、この博物館を作ったトラデスカント親子のことが紹介されています。

庭園史博物館の向かいのランベス・ハイ・ストリートには、英国薬剤師会のビルがあります。このビルには、王立薬剤師会博物館があります。ガラス張りで明るくてきれいな1階の受付フロアが、そのまま新しい博物館になっています。フロアにいくつかの展示ケースがあり、多くのものが展示され、ひとつひとつに番号がついていてカードで説明しています。薬の作り方や薬の起源などを解説しているのです。コンピューター・ディスプレイによる解説もあります。カタログなどもたくさんおいてあります。

さらに南へ行くとLEO（早期介入サービス）

さらに南下すると、ランベス地区があります。ランベス地区はロンドンの南部にあり、26万ほどの人が住んでいます。戯曲『マイフェアレディ』に出てくる地名です。『マイフェアレディ』の原作は、バーナード・ショーの戯曲『ピグマリオン』です。この戯曲はギリシア神話のピグマリオンの物語を下敷きにしていて、心理学の「ピグマリオン効果」（教師の期待によって子どもの成績が伸びるように、期待が成就されるように機能する現象）をあらわしたものといわれています。

ここにLEOがあります。LEOは、こころの臨床ツアーの目玉といってもよいでしょう。LEOとは、ランベス地区早期介入サービス（ランベス・アーリー・オンセット・サービス）の略称です。精神病が重くならないう

ちに治療を早くはじめたり、精神病の再発を防ぐための治療的介入をおこなっています。早期介入の試みはイギリス各地でおこなわれるようになりました。政府も後押ししています。ロンドンで最も早くできたのがLEOで、サービスを始めたのは2000年のことでした。

　LEOは、3つのチームからなっています。①危機アセスメント・チーム、②コミュニティ・チーム、③入院ユニットです。危機アセスメント・チームは、医師や家族から紹介されたクライエントと会ってアセスメントをおこない、迅速に対応を決めます。コミュニティ・チームは、24時間体制で治療や家庭訪問などをします。入院ユニットは、病気が重くなった人に対して病院での治療をおこないます。薬物療法をはじめ、認知行動療法・家族介入・危機介入といった心理社会的な治療がおこなわれます。いずれのチームも、精神科医・臨床心理士・看護師・ソーシャルワーカーなどの多職種の専門家からなります。その中心に臨床心理士がいます。

LEOの施設ビール・ハウスとリー・ハウス

　LEOの事務所を紹介しましょう。地図9をご覧ください。地下鉄ビクトリア線かノーザン線のストックウェル駅で降り、そこから歩いて10分ほどのところにビールハウスという建物があります。この1階がLEOの事務所です。

　ここには、危機アセスメント・チームと、コミュニティ・チームが常駐しています。5つくらいの部屋からなっており、小さな集会所があったり、地域の保健所のような感じです。イギリスの最先端の改革はこうした地味な建物の中で着々と進行しているのです。

　さらにそこから5分ほどのところに、ランベス病院があります。そこのリー・ハウスに、入院ユニットが常駐しています。リー・ハウスはまだ新しいこともあって、精神科の病院という雰囲気ではありません。まるでホテルかユースホステルのようでした。

　LEOは、広報活動に熱心です。3カ月に1度くらい、活動を社会に知らせる「オープン・デイ」を開いています。私も参加してみました。LEOチ

地図9 ランベス地区早期介入サービス（LEO）の施設

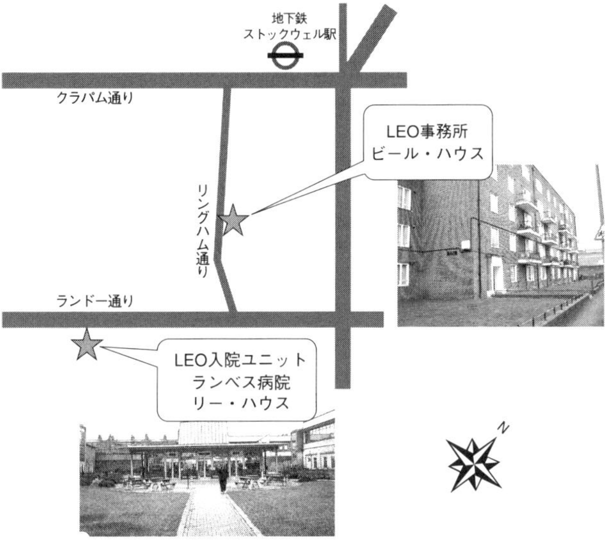

地下鉄ストックウェル駅
クラパム通り
リングハム通り
ランドー通り
LEO事務所 ビール・ハウス
LEO入院ユニット ランベス病院 リー・ハウス

（小さな通りなどは省略した模式図です）

ームの中心パディ・パワー氏（精神科医）が専門家や地域住民に対して説明したり、ビール・ハウスやリー・ハウスを見学させていました。いろいろな人に向けたパンフレットが大量に作られていました。また、LEOを立ち上げたひとりが前述のガレティ教授（p.117）であり、彼女はLEOの治療効果研究をおこなっています。

ロンドンではLEOのほかにも、サザーク地区のFIRSTチーム、クロイドン地区のCOASTチーム、セント・ジョージ病院など、いくつかの早期介入チームが作られています。何年かすると、イギリス中にLEOのようなチームができているでしょう。

イギリスの精神科医療は、病院医療から地域医療（コミュニティ・ケア）

へと重点を移しました。日本にいると、コミュニティ・ケアとか脱病院化といってもあまりピンときません。日本の精神病院のビルは巨大です。これに対しイギリスでは、コミュニティ・ケアを目で見て実感することができます。イギリスでは、精神病院の建物は小さく、その一方で、コミュニティ・ケアの施設は町のいたるところにあります。イギリスの地域医療について、詳しくは拙著『認知行動アプローチと臨床心理学』(金剛出版)をご覧ください。

ガイ病院(キングス・カレッジのガイ・キャンパス)

近くにキングス・カレッジのガイ・キャンパスがありますので、足を伸ばしてみましょう。ウェストミンスター駅から地下鉄ジュビリー線に乗り、3つ目のロンドンブリッジ駅で降ります。駅のすぐ前にガイ病院の高層ビルが見えます。ガイ病院のような超高層ビルは、ロンドンの病院としては珍しいものです(写真6.10)。

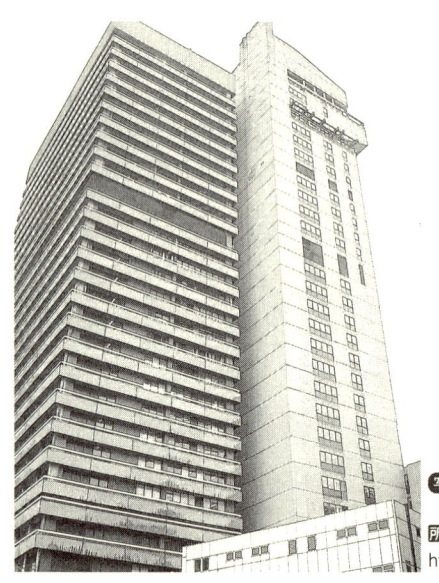

写真6.10 ガイ病院
Guy's Hospital
所 St Thomas Street, London SE1 9RT
http://www.guysandstthomas.nhs.uk

6 ウェストミンスター地区　129

　ガイ病院は1721年に、トーマス・ガイ（1644～1724年）によって創設されました。1728年には精神科病棟ができました。ガイ病院で働いた医学者として有名なのは、ホジキン・リンパ腫を発見したトーマス・ホジキン、ペニシリンの発見でノーベル賞を受けたアレクサンダー・フレミング、ビタミンの発見でノーベル賞を受けたフレデリック・ホプキンズといったそうそうたるメンバーです。

　1769年には、ガイ病院に医科大学が作られました。ガイ病院医科大学、セント・トーマス病院医科大学、キングス病院医科大学の3つは、連合してGKT医科大学となりました（p.92）。このGKT医科大学は、ロンドン大学キングス・カレッジに吸収されました。これによって、キングス・カレッジの医学教育はかなり強力になりました。ガイ病院のまわりは、キングス・カレッジのガイ・キャンパスともなっています。

「ガイ病院内の名所散策ツアー」に沿って

　ガイ病院の受付にはいろいろなパンフレットがおいてありますが、そのひとつに「ガイ病院内の名所散策ツアー」というパンフレットがあります。珍しいので紹介してみましょう。これは、病院内にある12の史跡や建物をめぐるツアーです（丸数字が史跡の番号です）。

　ツアーは、病院の前のセント・トーマス通りから出発します。左側に①手術室博物館と、②旧セント・トーマス病院跡地があります。これについては後述します。右側がガイ病院正門です。正門の中庭は駐車場になっていて、その中心に③創設者トーマス・ガイの像が建っています。中庭のまわりに④教会があります。中庭の正面にある立派な美しい建物は、古いガイ病院の建物です。その中に、⑤コロネード（アーケード）があります。アーケードの両側は、きれいに整えられた中庭になっています。左の中庭には、⑥ナッフィールドの像が建っています。右の中庭には、⑦ロンドン・ブリッジの壁龕（へきがん）が飾ってあります。

　アーケードを抜けると、小さな公園が広がっています。右の奥のほうに行くと、17世紀の宿屋⑧ジョージ・インがあります。ここからバラ・ハ

イ・ストリートに出ると、歴史地区です。

　公園に戻ると、正面に⑨凱旋門やナッフィールド病棟、ホジキン・ビルがあります。ホジキン・ビルは、この病院で働いた病理学者のトーマス・ホジキンにちなんだものです。この建物にゴードン博物館があります。この博物館には、ホジキンが収集し管理した病理学の標本が保管されています。ただし一般には非公開で、医学関係者の研究・学習用のみに公開されています。

　この公園のまわりは、ガイ病院とキングス・カレッジ医学部の建物です。多くの学生がたむろしています。

　病院ビルの立ち並ぶ地区に入ります。⑩新ガイズ病棟、⑫トーマス・ガイ病棟などが並んでいます。

　⑪ガイズ・タワーと呼ばれるのは、写真6.10 に示した超高層ビルです。この中に、患者用のエントランスがあります。そこに入ると、受付やカフェなどのスペースがあります。このスペースはあまり広くありません。

　この病院で最もしゃれた空間は、アトリウム（屋根のある中庭）です。吹き抜けの明るい空間です。ベンチがおいてあって、休めます。アトリウムは3つあります。アトリウムⅠとアトリウムⅡにはピアノがおいてあり、誰でも自由に弾けるようになっています（写真6.11）。私が行ったときは、

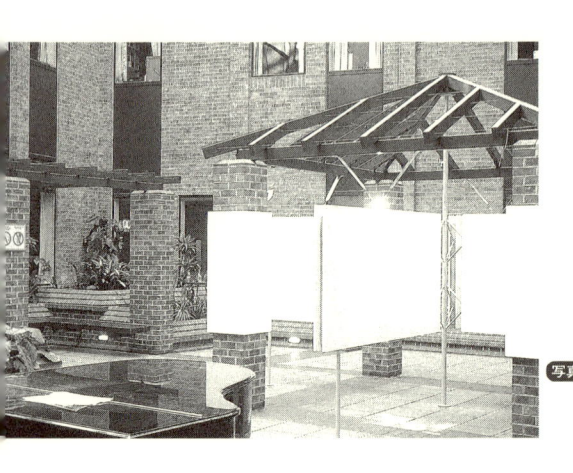

写真6.11　ピアノが置いてあるガイ病院のアトリウムのしゃれた空間

6 ウェストミンスター地区　131

中年の男性が弾いていました。ホールの壁にポール・マーク・テイビスの美術品があります。

ガイ病院の歴史を詳しく説明するディスプレイがあります。

アトリウムの出口は歩道橋につながっていて、ロンドン・ブリッジ駅へと直行できます。

バラ・ハイストリートの歴史地区を歩く

バラ・ハイストリートのあるテムズ川南岸は、サザーク地区と呼ばれます。ロンドンの中世・近代の史跡のある歴史地区として有名です。この通りには横丁が何本かあります。各横丁には「ヒストリック・サザーク」というプレートが貼ってあり、その歴史が説明されています。

バラ・ハイストリートの起点は、ロンドン・ブリッジのたもとにそびえるサザーク大聖堂です（写真6.12）。美しいゴシック様式の教会で、シェークスピアゆかりの地です。

南に下り、最初のプレートがキングス・ヘッド・ヤードにあります。2番目がホワイト・ハート・ヤード、3番目がジョージ・インです。ジョージ・インは1677年に開業した宿屋で、その建物が残っています。今はパブになっています。私が行ったときは土曜日の昼間でしたが、サッカーの

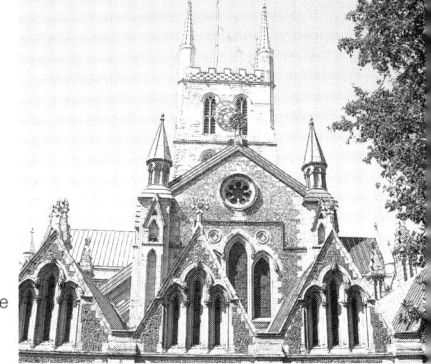

写真6.12　サザーク大聖堂
Southwark Cathedral
所 Chapter House, Montague Close, Montague Close, London SE1 9DA
http://www.dswark.org/cathedral

試合があったので、このパブはビールを飲む人でにぎわっていました。この横丁は、前述のように、ガイ病院につながっています（p.129）。

4番目の横丁がタルボット・ヤード、5番目の横丁がクィーンズ・ヘッド・ヤードです。

また、このあたりにはかつてマーシャルシー監獄がありました。小説家のディケンズが12歳だったとき、借金のため彼の父と家族がこの監獄に入れられてしまいました。ちょうど『ホームレス中学生』（田村裕、ワニブックス）に書かれたような生活だったようで、この体験がディケンズの作品に反映しているということです。

その先には、セント・ジョージ・ザ・マーティアー教会があり、地下鉄ノーザン線のバラ駅があります。

バラ・ハイストリートの大学地区を歩く

バラ・ハイストリートを歩いていると、大学地区といってよいほどたくさんの大学やカレッジが並んでいます。

ジョージ・インの奥にガイ病院とキングス・カレッジ医学部の建物があるのは前述のとおりです。また、ロンドン商業学校と工学・経営学学校があります。

少し南下するとリバプール経営科学カレッジがあり、ロンドン大学キングス・カレッジのウォルフソン・センターがあります。

ロンドン・カレッジ・オブ・アドバンスト・スタディは、ハダースフィールド大学とポーツマス大学が学位を出す大学ということです。

また、ユニオン通りの角には、英国作業療法協会の大きなビルがあります。ここには作業療法カレッジも入っています。

少し南にはウエスト・エンド・ロンドン・カレッジやレスター工業カレッジがあり、ジョン・ハーバード図書館の向かいにはロンドン技術研究所があります。

教会の先には、英国オステオパシー学校やアドバンスト・グラフィックス・ロンドンがあります。

人体解剖を見せ物にした旧セント・トーマス病院の手術室博物館

　ガイ病院の近くに旧セント・トーマス病院の手術室博物館があります。前述のように、ここは300年前にセント・トーマス病院があった場所です(p.115)。古い病院は解体されたのですが、教会の部分はレンガでふさがれて残されていました。100年後の1956年に発見されて、貴重な医学史の資料として保存されることになったわけです。『ロンドンの小さな博物館』(清水晶子、集英社新書) にも取り上げられています。

　手術のシーンの絵や、脳や肺の人体標本がおいてあったり、グロテスクです。手術室はちょうど階段教室のようになっており、手術を見学できるようになっています。医学教育のための教室であると同時に、一般の人に手術を見せるための施設でした。昔のイギリスでは、手術はお金をとる見せ物のひとつだったそうですから、驚きます。

　ハーブの加工場・貯蔵庫としても使われていて、いろいろな薬草が並んでいます。薬学の起源が薬草学にあることを思い出させてくれます。

　ガイ病院の東側には、ロンドン塔やタワーブリッジ（写真6.13）があります。

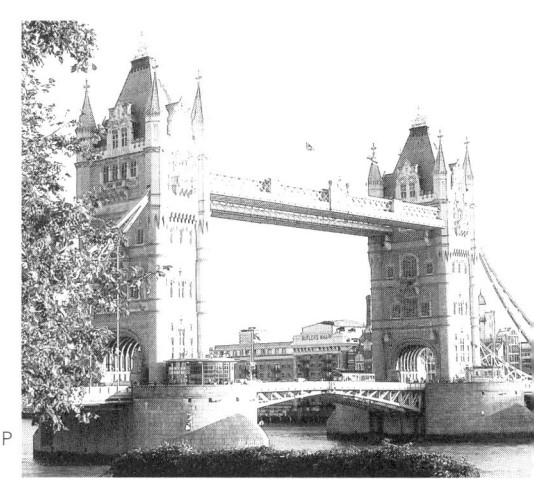

写真6.13　タワー・ブリッジ
Tower Bridge
所 Tower Bridge, London SE1 2UP
http://www.towerbridge.org.uk

世界遺産のロンドン塔は、夏目漱石がはじめてロンドン見物をした場所であり、小説『倫敦塔』でも有名です。「ロンドン塔」というよりは「ロンドン城」と呼んだほうがわかりやすいと思います。

またガイ病院の西側には、テート・モダン（美術館）、ロンドン・ダンジョンなどがあります。

ゴールドスミス・カレッジ

ここまで来たら、ロンドン大学ゴールドスミス・カレッジを回ってみましょう。

ロンドン大学ゴールドスミス・カレッジは、ロンドン大学を構成するカレッジです（p.40 **表2.1**）。1891年に創設された歴史のある大学です。カレッジといっても単科大学ではなく、14の学部からなる文科系の総合大学です。

ゴールドスミス・カレッジに行くには、ジュビリー線のカナダ・ウォーターでイースト・ロンドン線に乗り換え、ニュー・クロス駅またはニュ

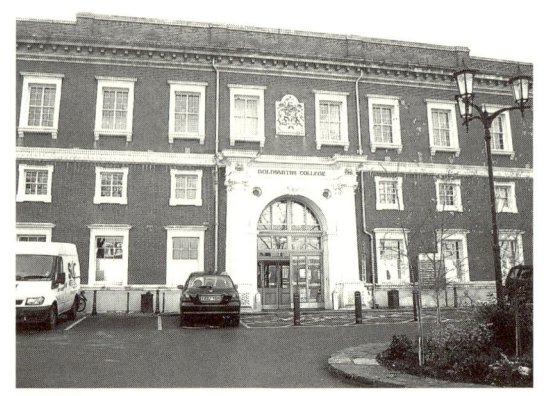

写真6.14 ゴールドスミス・カレッジ
Goldsmiths College, University of London
所 New Cross, London SE14 6NW
http://www.goldsmiths.ac.uk

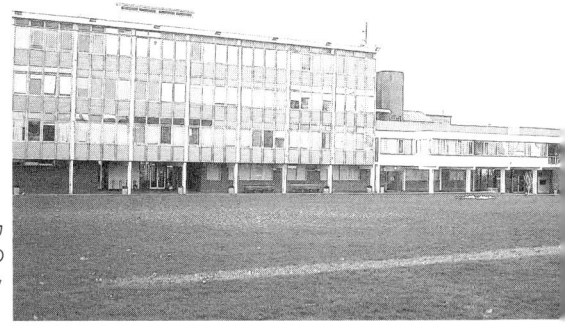

写真6.15 ゴールドスミス・カレッジの心理学科のあるホワイトヘッド・ビル

ー・クロス・ゲート駅で降ります。そこから徒歩で5分ほどです。

　キャンパスには囲いがなく、ふつうの通りに大学の建物が並んでいます（**写真6.14**）。これはほかのロンドン大学のキャンパスと同じです。私が訪ねたときは大雪だったため、氷の道で滑って左手にケガしました。ふつうの道路ですので、事故には気をつけてください。

　メインビルの中に入ると受付があり、そこで中を見学したい旨を伝えると通してくれました。中にショップがありました。

　メインビルを通り抜けると、きれいな芝生の生えた広場に出ます。その周囲に心理学科のあるホワイトヘッド・ビルがあります（**写真6.15**）。広々としてのびのびしたすばらしいキャンパスです。音楽の練習用の小さな建物もありました。

　ゴールドスミス・カレッジの心理学科には、8人の教授を含めて24人の教員がいます。研究グループは、①認知・脳・行動、②発達と社会過程、③職業心理学と心理測定学、の3つです。私が留学した当時は、神戸松蔭女子学院大学心理学科教授の藤本浩一氏が留学していました。

　また心理学科とは別に、職業コミュニティ教育学部（PACE）があります。PACEは、大通りに面したデプトフォード・タウン・ホール・ビルの中にあります（**写真6.16**）。

　PACEには心理療法研究という科目があり、その中に、①芸術療法、②カウンセリング、③集団心理療法、④心理力動的研究、といった科目が

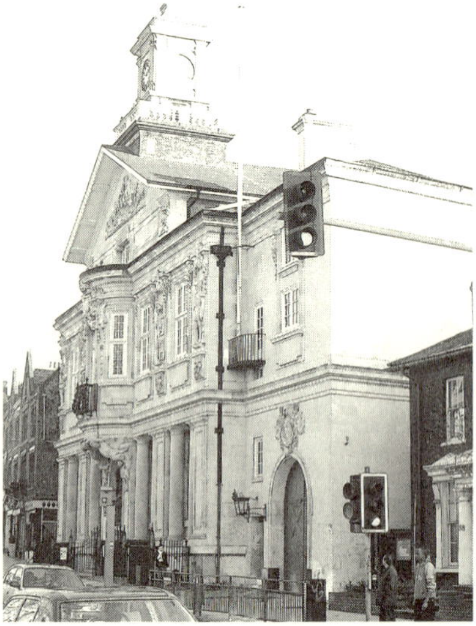

写真6.16 ゴールドスミス・カレッジのPACEがあるビル

あります。この中のカウンセリングでは、修士号とディプロマがとれるようになっています。ここで、カウンセリングを担当しているのがドライデンです。

認知行動カウンセリングと論理情動療法を代表するドライデン

ウィンディ・ドライデン（1950～）は、イギリスのカウンセリング心理学を代表する学者です。彼は、カウンセリングや心理療法について、これまでになんと130冊の本を編集しています。イギリスの本屋のカウンセリングのコーナーに行くと、この人の関係した本がないということはありません。

ドライデンはアメリカのアルバート・エリスに論理情動療法を学び、それにもとづく実践をおこなっています。邦訳されたものには、エリスと共著の『理性感情行動療法への招待』（稲松信雄・重久剛・滝沢武久・野口京子・橋口英俊・本明寛訳、実務教育出版）、デジサッピと共著の『実践論理療法入門』（菅沼憲治訳、岩崎学術出版社）、トローワーやケーシーとの共著

『実践認知行動カウンセリング』(内山喜久雄監訳、川島書店)、ヤンクラとの共著『アルバート・エリス 人と業績』(國分康孝・國分久子監訳、川島書店) などがあります。

　私が監訳したドライデン共編『認知臨床心理学入門』(東京大学出版会)もその1冊で、イギリスの認知行動アプローチの全体像を体系的に解説した本です。私はこの本に接して、臨床心理学の新しい流れを強く感じ、すぐに翻訳にとりかかりました。また、のちに各章の担当者の一部と実際に会って話を聞くことができました。ただし、ドライデン本人とはまだ直接会う機会がもてないことは残念です。私個人にとっても、はじめてイギリスの認知行動療法に触れた本として、思い出深い本です。

7 デンマーク・ヒル地区

こんなに面白いデンマーク・ヒル地区

 ロンドン南部のデンマーク・ヒルには、モーズレイ病院があります。精神医学や臨床心理学を学んだことのある方なら、モーズレイ病院の名前はどこかで聞いたことがあるでしょう。モーズレイ病院のまわりには、精神医学研究所や、キングス・カレッジのデンマーク・ヒル・キャンパスなど、たくさんの臨床施設があります。精神医学研究所は、精神医学の世界的中心であり、また臨床心理学のメッカでもあります。旅行ガイドブックにはまったく取り上げられていない場所ですが、ロンドンへ行ったら、ぜひデンマーク・ヒル地区を見てください。周辺の略図を 地図10 に示しました。

これだけは見ておきたいモーズレイ病院

 デンマーク・ヒル地区の近くには地下鉄がないので、鉄道(ナショナル・レイル)かバスを利用します。ビクトリア駅からロンドンブリッジ行き(またはダートフォード行き)の鉄道に乗るか、逆にロンドン・ブリッジ駅からビクトリア行きの鉄道に乗ります。15分ほどでデンマーク・ヒル駅に着きます。地下鉄の一日券があれば、同じゾーン内なら地下鉄や鉄道やバスには乗り放題です。ロンドンに来たばかりの頃の私は、このことを知らず、通勤のために一日券と鉄道の切符を両方買っていました。1カ月たってからこのことを知り、悔しい思いをしました。一日数百円ずつ損をしていたわけです。

 デンマーク・ヒル駅の小さな駅ビルには、「フェニックス・デンマーク・ヒル」というパブが入っています。夜になると病院関係者がビールを飲んでいます。

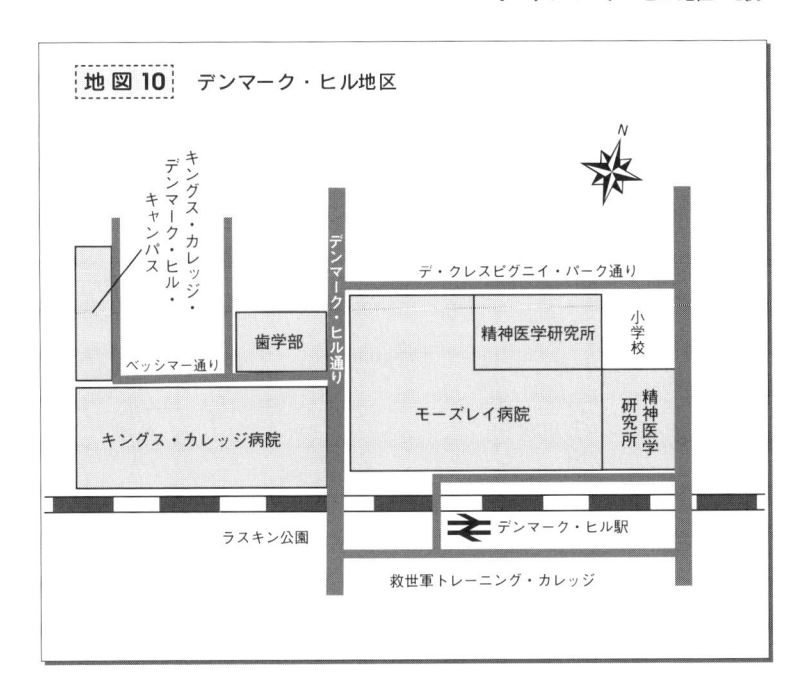

7 デンマーク・ヒル地区

地図10 デンマーク・ヒル地区

（地図中の表記：キングス・カレッジ・デンマーク・ヒル・キャンパス／デンマーク・ヒル通り／デ・クレスピグニイ・パーク通り／歯学部／精神医学研究所／小学校／ベッシマー通り／キングス・カレッジ病院／モーズレイ病院／精神医学研究所／ラスキン公園／デンマーク・ヒル駅／救世軍トレーニング・カレッジ）

　駅を出てデンマーク・ヒル通りを北上すると、5分ほどでモーズレイ病院の入口に着きます。

　モーズレイという名前は、精神科の臨床や研究にたずさわる人にとっては、世界的に有名です。例えば、性格検査のひとつに「モーズレイ・パーソナリティ・インベントリ」（MPI）という質問紙がありますが、これは

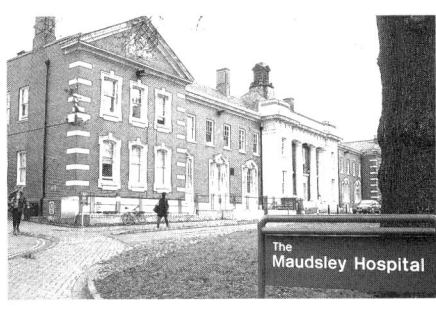

写真7.1 モーズレイ病院の正面玄関
Maudsley Hospital
Maudsley Hospital
http://www.slam.nhs.uk

アイゼンクがこの病院で作ったものです。ほかにも、「モーズレイ処方ガイドライン」「モーズレイ神経精神医学モジュール」など、書名にモーズレイという名前の入った本がたくさん出版されています。写真7.1 は、モーズレイ病院の正面の建物です。

モーズレイ病院の中に入ってみよう

モーズレイ病院の中に入ってみましょう。建物左側のメイン・エントランスから中に入ることができます（写真7.2）。

メイン・エントランスを入ってすぐに右に行くと、正面玄関のあたりにボードルーム（役員会議室）があります。ここにモーズレイの記念プラークが貼ってあります。

メイン・エントランスに戻りまっすぐ行くと、小さなショップがあります。モーズレイの名前の入ったグッズ（ブックマークやマグカップ）などを売っています。

近くには職員用のレストランやカフェテラスがあります。留学中、私はよくそこで精神医学研究所の人と話をしました。

病棟の中に入ることはできませんが、ドアのガラス窓を通して病棟の中

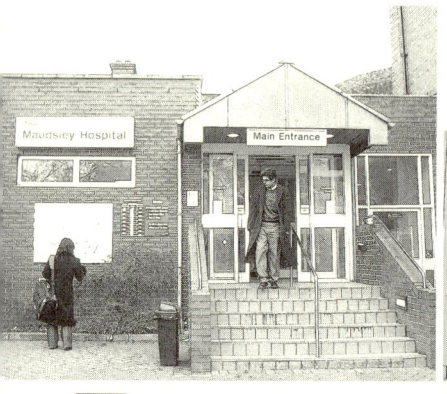

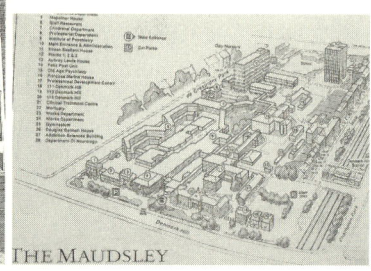

写真7.2　モーズレイ病院のメイン・エントランス

写真7.3　モーズレイ病院の地図

が見えます。200床の病院です。イギリスの精神科病院は相部屋ではなく個室であって、病院もゆったりと設計されています。病棟は高くても3階建てです。

モーズレイ病院の敷地の中には、病棟、外来棟、治療センターなど、いろいろな建物が建っています（写真7.3）。

心理療法のユニットもあります。比較的小さな建物で、ここで働いていたクレア・リーダーさんや、ピーター・ヘイワース氏やニコラ・グリーンさんなどを訪れて、認知行動療法や認知リハビリテーション療法の話を聞きました。病院のジムや保育所などもあります。病院の奥の敷地には精神医学研究所の建物が並びます。

三遊亭円朝の『真景累ケ淵』とモーズレイ

モーズレイ病院は、1923年に精神医学者モーズレイの寄付によって建てられました。

ヘンリー・モーズレイ（1835〜1918年）はロンドン大学の法医学の教授として活躍し、司法精神医学の確立にもかかわりました。晩年、私財3万ポンドを寄付し、モーズレイ病院を建てました。また、モーズレイはドイツやフランスの精神医学の影響を受けて、『精神の生理学・病理学』（1867年）をはじめとする多くの著作を残しました。

日本では、1876年（明治9年）に、神戸文哉がモーズレイの教科書を邦訳しました。この『精神病約説』は、日本で出版された最初の精神医学の教科書です。神戸文哉は京都癲狂院の医師でした。京都癲狂院は、1875年（明治8年）に作られた日本最初の公立の精神病院で、京都の南禅寺の一部を病棟として作られました。なお、『精神病約説』は1973年に創造出版から復刻されています。

ちなみに、落語家の三遊亭円朝が1888年（明治20年）頃に作った怪談に『真景累ケ淵』（岩波文庫）があります。この「真景」とは「神経」の病という意味であり、幽霊が見えるのは神経病のためであり、幽霊は実在しないことをあらわしています。これは、落語研究家の延広真治氏（東京

大学名誉教授）に聞いた話です。当時は文明開化の思想が広がった時期であり、その原動力のひとつに、モーズレイやクレペリンの精神医学の教科書の影響があったそうです。

精神医学研究所：統合失調症研究の世界的中心

モーズレイ病院の敷地の中に、精神医学研究所があります。IoPと略称されます。

1923年にモーズレイ病院が建てられるとすぐに、この中に「モーズレイ病院医学校」が作られ、ロンドン大学の一部局として精神医学の教育が始まりました。第二次世界大戦後、医師の卒後教育をおこなう大学院としての研究所が多く作られるようになり、1948年にモーズレイ病院医学校が「精神医学研究所」となりました。1997年、精神医学研究所はロンドン大学のキングス・カレッジに統合されました（p.40 **表2.1**）。

精神医学研究所はイギリスの精神医学の中心です。英国精神医学雑誌の論文の半分は、この研究所から出るそうです。とくに統合失調症の研究では世界的に有名であり、世界の精神医学の中心となっています。私が留学していた頃、研究所の壁に施設ごとの年間論文発表数が張り出されていましたが、それによると、統合失調症については、精神医学研究所はアメリカの国立精神衛生研究所（NIMH）を抜いて世界一になったとのことでした。

日本からも多くの人が留学しています。私が滞在したときには、10名近くの日本の精神医学者や医療関係者がこの研究所で仕事をしていました。以前は、武井教使氏（現・浜松医科大学）と吉田敬子氏（現・九州大学）が、精神医学研究所の上級講師（日本の准教授）をしていました。九州大学の北山修氏もこの研究所に留学していました。また、毎月のように、日本から専門家が見学・研修にやってきていました。私も何人か案内しました。

精神医学研究所のメインビル

精神医学研究所の本館（ 写真7.4 ）はデ・クレスピグニイ・パーク通りにあります。

このビルが建てられたのは1967年のことです。その後、どんどん新しいビルが建てられています。心理学科のビル、デイビッド・ゴールドバーグ・センターのビルや、社会遺伝発達精神医学ビル、ニューロイメージングのビルなどです。莫大な研究費を取得していることがわかります。ホームページによると、精神医学研究所の収入の7割は研究費です。収入の2割はモーズレイ病院やベスレム王立病院における臨床活動から得られ、残りの1割は大学院や教育プログラム（認知行動療法、家族療法、司法精神医学などの訓練コース）から得られるそうです。

メインビルの入口には、これまでの「モーズレイ・モノグラフ」が並べてあります。これは精神医学研究所がオクスフォード大学出版会から出している総説本です。アイゼンクやマークス、ラター、ヘムズレイとガレティなど、主だった教授たちが書いています。これ以外にも、いろいろな出版物を出しています。

建物の中には、精神医学研究所の図書室があります。留学中は私もいつも利用していました。これまでの博士論文をすべて見ることができます。著名な研究者の博士論文が見られるのはとても興味深いものでした。

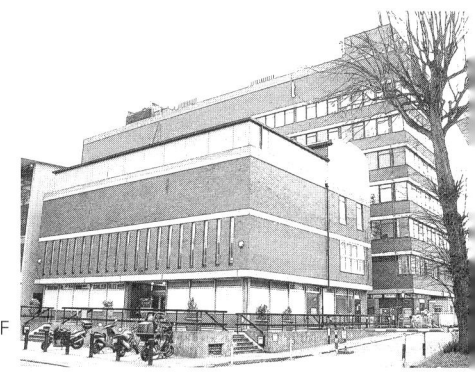

写真7.4　精神医学研究所のメイン・ビル
Institute of Psychiatry
所 16 De Crespigny Park, London SE5 8AF
http://www.iop.kcl.ac.uk/

また食堂（キャンティーン）では、いつも誰かが研究についての議論をしていました。

心理学科：臨床心理学の発祥の地

精神医学研究所は10の学科からなっています（表7.1）。

そのうち心理学科は、イギリスの臨床心理学や認知行動療法の中心地です。

写真7.5 は、心理学科のあるヘンリー・ウェルカム・ビルです。2001年に建てられた新しい建物です。ウェルカム財団の寄付によるので、この名がついています。

■表7-1　精神医学研究所の学科

心理学科
生物統計学科
児童思春期精神医学科
司法精神医学科
健康サービス研究科
神経学科
神経病理学科
神経科学科
心理学的医学科
社会遺伝発達精神医学研究科

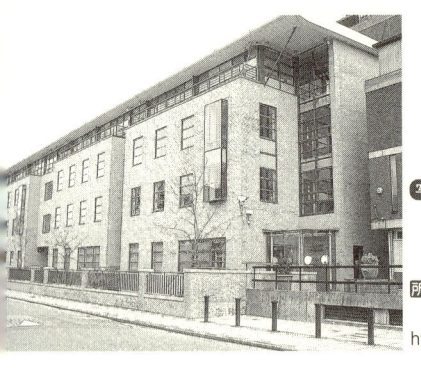

写真7.5　精神医学研究所の心理学科のビル（ヘンリー・ウェルカム・ビル）
Department of Psychology, Institute of Psychiatry
所 Henry Wellcome Building, De Crespigny Park, Denmark Hill, London SE5 8AF
http://www.iop.kcl.ac.uk/departments/?locator=9

歴史的に見ると、精神医学研究所の心理学科はイギリスの臨床心理学の発祥の地です。アイゼンクがシャピロとともに、1947年に精神医学研究所において臨床心理士の養成をはじめ、1950年には心理学科が創設されました。イギリスの臨床心理学のリーダーのほとんどは、かつてこの研究所の心理学科で学んだことがあります。

　現在、精神医学研究所の心理学科は、イギリスの臨床心理士の指定校になっています。臨床心理学博士のコースがおかれていて、ここを出ると正式の臨床心理士となることができます。イギリスには26の指定校がありますが、精神医学研究所は最も競争率が高く、20倍に達しています。

　心理学科で学んだ日本人も何人かいます。相場覚氏（北海道大学名誉教授）、今田寛氏（関西学院大学名誉教授）、岩脇三良氏（兵庫教育大学名誉教授）、木村駿氏（群馬大学名誉教授）、永井洋子氏などです。相場氏と永井氏はこの学科で博士号をとりました。これは簡単にできることではありません。

心理学科：認知行動療法の革命の牙城

　研究面においては、精神医学研究所の心理学科は不安障害と統合失調症の研究が中心です。

　不安障害についていうと、1970年頃までは、研究指導をおこなうアイゼンクと、臨床指導をおこなうラックマンの二人体制ができ、不安障害研究の第一期黄金時代を迎えました。当時は行動療法の全盛期でした。しかし、ラックマンは1982年にカナダに移ったため、不安障害の研究は弱体化しました。

　約20年後の2000年に、クラークとサルコフスキスとエーラーズの3教授がオクスフォード大学から移ってきました。彼らはもともと精神医学研究所の出身であり、ラックマンの弟子でした。クラークは心理学科の学部長となり、現在、不安障害研究の第二期黄金時代を迎えています。

　一方、統合失調症の臨床心理学研究の中心にいるのはヘムズレイです。そのほかに、カイパース、ワイクス、ガレティらが教授を務めています。

　1990年代から、イギリスの臨床心理学では認知行動療法が確立しまし

た。この動きは、心理学における静かな革命でした。心理学の歴史をひもといても、こうした時期はそう多くはありません。認知行動療法は、不安障害と統合失調症の2つの領域で起こりました。

不安障害に対する認知行動療法は、オクスフォード大学のクラーク、サルコフスキス、エーラーズ、フェアバーン、ウェルズらが開発しました。その中心にいたのはクラークです。前述のように、彼らは2000年にオクスフォードから精神医学研究所に移りました。

一方、統合失調症に対する認知行動療法は、マンチェスター大学、バーミンガム大学、ニューカースル大学などで開発されましたが、ひとつの中心はロンドン大学の精神医学研究所でした。ヘムズレイ、ガレティ、カイパース、ピーターズらの仕事です。

こうして2000年には、クラークの不安障害研究グループと、ヘムズレイの統合失調症研究グループが、精神医学研究所において合流しました。これによって、精神医学研究所の心理学科は認知行動療法の革命の牙城となったのです。こうしたオリジナルな仕事をした研究者が一時期に一定の場所に集まったことは、歴史の不思議ともいえます。

活気にあふれた精神医学研究所

それは、私にとってもきわめて幸運なことでした。私がこの研究所に留学したのは2002年のことでした。もう2年早かったら、クラークのグループはまだオクスフォードにいたわけです。ガレティもまだオクスフォードにいました。2002年には、ちょうどタイミングよく、不安障害研究グループと統合失調症研究グループの両方に接することができたのです。世界をリードする2つのグループの研究者が集まった精神医学研究所において、その仕事ぶりをじかに見ることができたのはまことに幸運でした。心理学における革命の現場に立ち会うことができて、心理学者としてこれ以上の幸福はありません。

精神医学研究所は活気にあふれたところでした。研究所で開かれる研究会・セミナーの日程表が月ごとに事務室で配られていましたが、それをみ

ると、毎日必ず、2つか3つは研究会やセミナーがどこかで開かれていました。毎週のようにイギリス各地やアメリカなどから一流の研究者が来て講演をしていました。外国から来る無名の研究者も多く、セミナーで研究を発表していました。

　研究者として、これほど恵まれた環境にいられることは少ないでしょう。精神医学研究所で学んだことを日本の臨床心理学に還元することは、私のミッションのようにも感じています。その一環として本書も書かれました。

アイゼンク：イギリスの臨床心理学のレールを敷く

　以下、精神医学研究所を代表する心理学者を紹介しましょう。

　イギリスの心理学に最も大きな影響を与えた人物は、アイゼンクでしょう。

　ハンス・アイゼンク（1916～1997年）はドイツのベルリンに生まれましたが、ナチスに抗して1935年にロンドンに渡りました。フロイトがウィーンからロンドンに亡命した1938年に先立つこと3年です。

　1946年からモーズレイ病院に勤め、1947年にイギリスで最初の臨床心理学の訓練コースを作りました。アイゼンクこそイギリスの臨床心理学の生みの親です。

　1950年に精神医学研究所の中に心理学科が設立され、アイゼンクは初代の心理学科長となりました。アイゼンクは患者への面接はおこないませんでしたが、パーソナリティ心理学や行動療法の研究を通して、「科学者－実践家モデル」にもとづく臨床心理学を育てました。

　アイゼンクは、心理測定論、因子分析、パーソナリティ理論、学習理論などをベースにして、行動病理学を体系化し、それを行動療法や臨床心理学の基礎としました。その仕事はきわめて多岐にわたりますが、決してバラバラではなく、それらを総合しつつ、ひとつの一貫した主張があります。現在のイギリスの臨床心理学や異常心理学はアイゼンクの敷いたレールの上を走っているといっても過言ではありません。

　今でも、精神医学研究所の心理学科の大学院生室にはアイゼンクの肖像画が飾ってあります（写真7.6）。アイゼンクの隣には、同じく臨床心理士

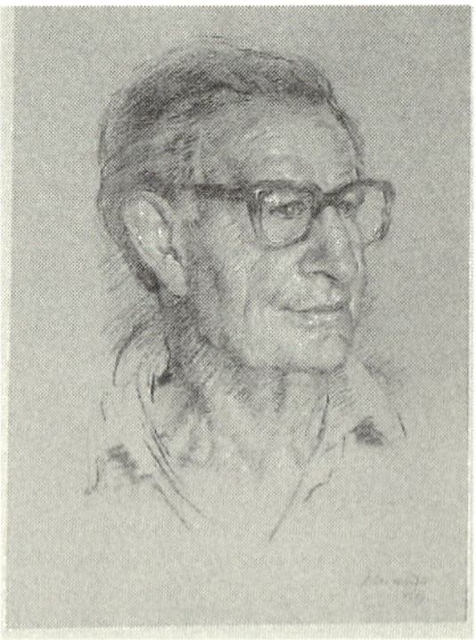

写真7.6 アイゼンクの肖像（心理学科の大学院生室にある肖像画）

養成コースの臨床責任者だったシャピロの肖像画がかけてあります。

ウィーンから亡命したフロイトの精神分析学は、20世紀の精神医学と臨床心理学を席巻しました。一方、ベルリンから亡命したアイゼンクの行動療法は21世紀になって、認知行動療法として世界の主流になりました。フロイトといい、アイゼンクといい、1930年代にナチスから逃れてヨーロッパ大陸からロンドンに渡った学者が、こころの臨床のレールを敷いたわけです。ナチスが世界の文化に与えた傷の深さを示しています。

アイゼンクは、1987年に日本行動療法学会の招きで来日し、各地で講演をしました。それを記念して、雑誌『行動療法研究』はアイゼンク特集号を組んでいます。アイゼンクの著書は60冊以上にも上り、そのうち20冊以上が邦訳されています。

ラックマン：認知理論の土壌を作った行動療法家

アイゼンクとともに精神医学研究所の第一期黄金時代を作ったのはラックマンです。

スタンレイ・ラックマン（1934年〜）は南アフリカで生まれ、1959年にイギリスに渡りました。1976年に精神医学研究所の教授となり、臨床心理士の育成の責任者になりました。ラックマンは基本的には行動主義の枠内で仕事をしていましたが、侵入思考の研究にみられるように、認知論

的な視点を強くもっていました。こうした視点が、次世代のクラークやサルコフスキスの認知理論を育てる土壌となりました。しかしこの点で、認知論を認めないマークスたちとは考え方を異にしたようで、1982年にカナダのブリティッシュ・コロンビア大学に移りました。この大学でも多くの弟子を育て、1999年に大学を定年退官しました。その後もいろいろな国際学会に顔を出すなど、世界中を飛び回っています。

邦訳された著書として、『心理療法の効果』（大原健士郎・清水信訳、黎明書房）、『恐怖の意味』（木村駿監訳、北山修訳、誠信書房）、アイゼンクと共著の『神経症ーその原因と治療』（黒田実郎編訳、岩崎学術出版社）などがあります。

クラーク：臨床心理学のクラーク革命

クラークは、イギリスの臨床心理学や認知行動療法のリーダー的存在です。1990年代のイギリスでは、臨床心理学の静かな革命が起こりました。多くの臨床心理学者の創造的な仕事が集中してあらわれ、認知行動療法と呼ばれる領域が確立しました。それによって、世界の臨床心理学や精神医学の主流が、精神分析から認知行動療法へとシフトしました。このような革命を牽引したリーダーこそがクラークです。「クラーク革命」と呼んでもよいでしょう。

デイビッド・M・クラーク（1954年～）は、ロンドン大学精神医学研究所で博士号をとり、オクスフォード大学の精神科で仕事をしました。

1982年のローマの学会において、クラークはベックとはじめて出会いました。その後の歴史をみると、ベックとクラークの出会いは、まさにアメリカの認知療法とイギリスの行動療法との出会いというべきものでした。ここから認知行動療法の革命が始まります。

1986年にクラークはパニック障害の認知行動療法の論文を書き、これが世界的に大きな影響を与えました。クラークが実際にクライエントとの治療をおこなうところは、ビデオで公開されています（『パニック障害に対する認知療法』日本心理療法研究所）。

クラークはオクスフォード大学の精神科教授としてサルコフスキスやエーラーズと共同で精力的に研究を進め、パニック障害、強迫性障害、対人恐怖、外傷後ストレス障害（PTSD）の認知行動療法を切り開きました。邦訳された著書に、『認知行動療法の科学と実践』（クラークとフェアバーン編、伊豫雅臣監訳、星和書店）があります。

2000年に、クラークは母校のロンドン大学精神医学研究所の第3代の心理学科長として招かれました。クラークとともに、サルコフスキスや夫人のエーラーズなど16名のグループが移りました。彼らを迎えるために、精神医学研究所は心理学科の新しい建物（ヘンリー・ウェルカム・ビル）を作りました。2001年の4月には新しい建物をオープンする式典が開かれました。イギリス王室のアン王女が招かれ、アメリカのベックも参加しました。クラークの移動がイギリスの歴史の上でも重大な出来事であったことがわかります。

私は精神医学研究所に留学したときに、クラークと話す機会がありました。サルコフスキスの自宅に呼ばれ、クラーク夫妻と歓談したことがありました（写真7.7）。世界の認知行動療法のトップに立つ臨床心理学者に囲まれて、私もたいへん緊張しています。この写真は、私の生涯で最も誇らしいもののひとつです。

クラークは、世界的に活躍するイメージとは違って、日常生活ではシャ

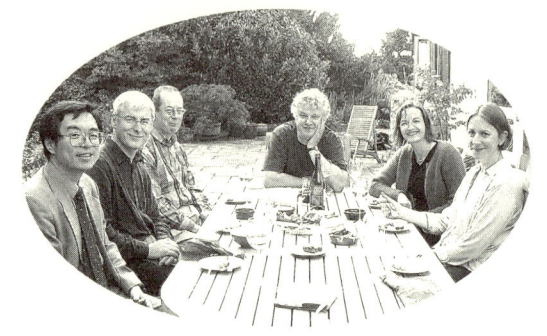

写真7.7　サルコフスキス夫妻の自宅でクラーク夫妻と（左から、私、クラーク、ひとりおいて、サルコフスキス、エーラーズ、サルコフスキス夫人のローナ・ホッグ）

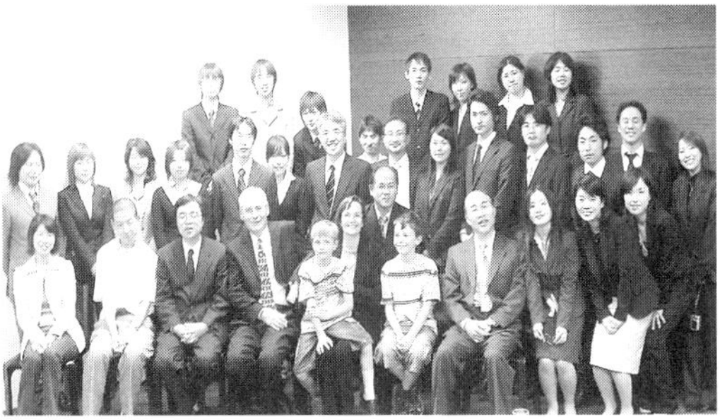

写真7.8 2006年日本認知療法学会東京大学大会の打ち上げにて、クラーク一家を囲む大会関係者

イな人柄であり、話し方も朴訥としていて、相手に気を使いながら話す人です。同じ年齢ということもあり、私はクラークの人柄に強い影響を受け、生き方のモデルとしています。

2006年に、私はクラークを日本に招待することができました。この年10月に東京大学駒場キャンパスで開かれた日本認知療法学会において、クラーク夫妻をゲストとして招待することができたのです。クラークとエーラーズの夫妻は、ふたりのお子さんたちをつれて来日していました。**写真7.8**は、大会の打ち上げでクラーク一家を囲んだときのものです。

クラークの講演とワークショップはたいへんすばらしく、聴衆の評価もたいへん高く、主催者の期待を裏切らないものでした。さすがに認知行動療法の現場で永年リーダーを務めてきた臨床家です。また、クラークは、飛び入りで自主シンポジウムの討論に加わり、会場は大いに盛り上がりました。クラークの来日講演は、星和書店から翻訳・出版されました（『対人恐怖とPTSDへの認知行動療法―ワークショップで身につける治療技法』丹野義彦編訳、星和書店）。クラークの業績については、この本の中で解説してあります。

日本認知療法学会が終わってから、私はクラークの一家を京都に案内しました。一家はそれからオーストラリアの認知行動療法学会へと向かいました。

サルコフスキス：イギリスを代表する認知行動療法家

　サルコフスキスは、クラークと並んで、イギリスの認知行動療法を代表する臨床心理学者です。

　ポール・サルコフスキス（1956年〜）はロンドン大学精神医学研究所で博士号をとり、オクスフォード大学の精神科でクラークとともに仕事をしました。強迫性障害、心気症（健康不安）、パニック障害などの認知行動療法の研究で世界的に有名です。1996年にアメリカの行動療法促進学会が「1974年からの20年でこの分野の最も生産的だったトップ50人の研究者」という特集を組みましたが、サルコフスキスはその中に選ばれました。

　2000年から、クラークらとともにロンドン大学精神医学研究所心理学科の教授として移りました。邦訳された編著書として、『認知行動療法－臨床と研究の発展』（坂野雄二・岩本隆茂監訳、金子書房）、『パニック障害の心理的治療－理論と実践』（佐藤哲二・高橋徹編著、ブレーン出版）などがあります。サルコフスキスの業績については、杉浦義典氏の詳しい解説があります（丹野義彦編『認知行動療法の臨床ワークショップ：サルコフスキスとバーチウッドの面接技法』金子書房）。

　サルコフスキスは、世界中の国際学会を飛び回ってワークショップや講演を開いています。私がサルコフスキスとはじめて話したのは、2001年6月のグラスゴウの英国行動認知療法学会においてでした。それ以来、学会で何回か会いました。2001年7月にバンクーバーで開かれた世界行動療法認知療法会議では、サルコフスキスと話しているときにベックが通りかかったので、ベックに紹介してもらい、いっしょに写真をとってもらうという幸運を得ました。

　2001年9月に開かれた日本心理臨床学会に、サルコフスキスを呼ぶことができました。このときはたいへんでした。来日の前日9月11日に、ニューヨークの同時多発テロが起こったのです。私が深夜に準備作業を終えて帰宅しテレビをつけると、飛行機が世界貿易センタービルに激突するシーンがくりかえし放映されていたのでした。私は「これで来日はダメになった」と覚悟を決めました。このときのショックは一生忘れられないで

しょう。ところが、こうした混乱の中、サルコフスキスは日本に来てくれました。陽気で、つねにジョークを飛ばし、「シャワーを1回浴びればすぐに元気になる」というくらいタフでした。臨床や研究に対するパワーはすごいものがあり、あたかも英国臨床心理学の伝道師といった印象でした。そのときのワークショップは、『認知行動療法の臨床ワークショップ：サルコフスキスとバーチウッドの面接技法』（丹野義彦編、金子書房）に収録されています。

2005年にスウェーデンのヨーテボリで開かれた国際認知心理療法会議では、チベットの宗教的指導者ダライ・ラマ14世と認知療法のベックの対談がおこなわれました。この対談で、サルコフスキスは司会を務めていました。彼は以前にこの学会の会長を務めていました。いつもは茶目っ気の多いサルコフスキスですが、さすがに世界のダライ・ラマを前にして、少し緊張気味でした。

サルコフスキスにみるイギリス人の週末

私の留学中の最も華やかな記憶は、サルコフスキス夫妻の自宅に招待されて、クラークとエーラーズの夫妻と親しくなれたことです。先ほどの 写真7.7 はそのときのものです。サルコフスキス夫人のローナ・ホッグも臨床心理学者であり、統合失調症の臨床で有名です。

サルコフスキスの自宅は、ロンドン近郊のスワンリーという自然に恵まれた村にあります。写真7.9 はサルコフスキス家の庭です。大都会ロンドンの近郊とは思えない広大な敷地です。

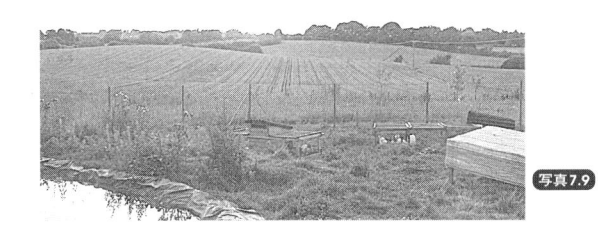

写真7.9　サルコフスキス家の広大な敷地

サルコフスキスは、週末は家族とともに日曜大工で家を建てたり、にわとり小屋を造ったり、庭いじりをして過ごしていました。野キツネが出るので、敷地のまわりに自分で柵を作ったりしていました。世界をリードする研究者が週末はまったく仕事をしないで家庭生活を大切にしているということはたいへん驚きでした。イギリス人は土日は完全に仕事を離れて家族といっしょに過ごすのがふつうですが、このような世界的な研究者までがそうなのかと驚いたものです。

とはいえ、あとでクラークに聞いてみると、サルコフスキスは例外なのだそうです。土曜・日曜も仕事をするイギリス人は多いとのことでした。

エーラーズ：PTSDの認知行動療法

心理学科の教授エーラーズは、夫のクラークとともに世界の認知行動療法のリーダー的存在であり、とくに外傷後ストレス障害（PTSD）の認知行動療法では世界的に知られています。

アンケ・エーラーズはアイゼンクと同じくドイツ生まれで、1985年にドイツのチュービンゲン大学で心理学の博士号をとり、1990年にマールブルグ大学で臨床心理学の資格（ハビリタチオン）をとりました。ドイツのマールブルグ大学の心理学科助教授をへて、1991年には若くしてドイツのゲッティンゲン大学の臨床心理学教授となりました。1993年にイギリスに渡り、オクスフォード大学精神科のワーンフォード病院でPTSDの認知行動療法を開発しました。夫のクラークとともに、オクスフォード・トラウマ・認知療法グループを作り、レイプの被害によるPTSDの治療に取り組んできました。2001年のアメリカの同時多発テロ事件以降、PTSDの治療がクローズアップされるようになり、エーラーズらの研究は世界的に注目されました。また、エーラーズは心臓血管系障害や皮膚病の心理学的要因の研究でも知られています。

オクスフォード大学のワーンフォード病院の廊下には、クラークやサルコフスキスと並んで、エーラーズの写真が飾ってあります。

2000年からクラークらとともにロンドン大学に移り、精神医学研究所

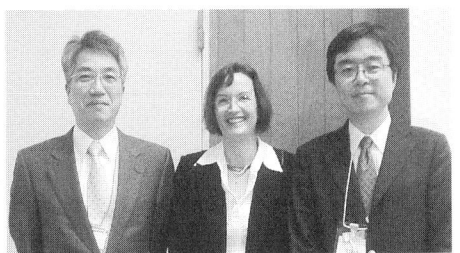

写真7.10 2006年日本認知療法学会東京大学大会にて、招待講演のエーラーズを囲む学会理事長の大野裕氏と私

心理学科の実験精神病理学の教授となりました。このほか、モーズレイ病院の「不安障害とトラウマ研究センター」副所長、ドイツ科学アカデミー会員などを務めています。

前述のように、私はサルコフスキスの自宅に招待されたときにエーラーズを紹介してもらいました（**写真7.7**）。

また、2006年10月に東京大学駒場キャンパスで開かれた日本認知療法学会において、エーラーズを海外ゲストとして招待できました（**写真7.8**）。エーラーズの講演とワークショップもたいへんすばらしく、聴衆の評価もたいへん高いものがありました。**写真7.10** は、招待講演のときに、日本認知療法学会理事長の大野裕氏（慶應義塾大学教授）と撮ったものです。

エーラーズの来日講演は、星和書店から翻訳・出版されました（『対人恐怖とPTSDへの認知行動療法—ワークショップで身につける治療技法』丹野義彦編訳、星和書店）。この本の中で、杉浦義典氏がエーラーズの業績について詳しく解説しています。

ヘムズレイ：統合失調症研究の理論家

精神医学研究所心理学科の統合失調症グループの大御所はヘムズレイです。

デイビッド・ヘムズレイ（1947年〜）は、実験心理学や認知心理学、神経心理学の研究を総合して、統合失調症についての理論的な総説をいくつか書いており、世界的な影響力があります。また最近では神経心理学に力を入れており、**3**（p.69）で紹介したユニバーシティ・カレッジ・ロンド

ンのフリスとも共同で研究をしています。ヘムズレイがガレティとともに書いた『妄想はどのように立ち上がるか』は、私たちが翻訳しました（丹野義彦監訳、ミネルヴァ書房）。この本の訳者解説に、ヘムズレイの業績についてまとめてあります。邦訳された論文としては、ほかに、デビッドとカッティング編『精神分裂病の神経心理学』（岩波明・福田正人・中込和幸・上島国利監訳、星和書店）に「精神分裂病患者の基盤をなす知覚および認知異常について」があります。

ヘムズレイは臨床家としても活躍しており、モーズレイ病院やベスレム王立病院で臨床心理士の仕事をしています。また、次世代のカイパース、ガレティ、ピーターズなどの指導教官を務め、多くの臨床家を育ててきました。

私は2000年にヘムズレイの研究室をはじめて訪れました。趣味はサイクリングとのことで、研究室に自転車がおいてありました（同姓同名のデイビッド・ヘムズレイという自転車のロードレースの選手がいます）。

2002年に私が留学したときは、ヘムズレイに受け入れ責任者になってもらいました。ヘムズレイの研究方法は、イギリスの異常心理学のよき特徴であるメカニズム中心の考え方です。難解な哲学的異常心理学ではなく、心理学研究によって実証も反証も可能な科学的理論です。こうしたメカニズム志向は、アメリカの治療効果中心の臨床心理学とは一線を画すところであり、私にとっては魅力的です。イギリスの臨床心理学は、障害のメカニズムを解明し、それにもとづいて治療を考えていくという考え方が強いのです。こうしたメカニズム志向の臨床心理学の最先端がロンドン大学精神医学研究所であり、私が留学先にヘムズレイを選んだのはこのためでした。

私がロンドンに着いて、精神医学研究所に行くと、ヘムズレイは研究所を案内してくれて、研究室に机とパソコンが用意されていました。そして、統合失調症の研究グループのリストをくれて、彼らのひとりひとりと話をするように手配してくれました。彼の研究グループの若手としては、クマリ（のちに精神医学研究所の教授）やスティールなどがいます。滞在中はいろいろと世話になり、ベスレム王立病院での教授回診を見せてもらったりしました。

留学中には、石垣琢麿氏（当時横浜国立大学）と、私の研究室の統合失調症研究グループの大学院生数名が研究所を見学しにやってきました。この際にヘムズレイに会って、統合失調症の研究の話を聞きました（写真7.11）。

　このときは、モーズレイ病院を見たり、ヘムズレイが参加するベスレム王立病院の回診に陪席したり、バーミンガムの統合失調症への早期介入施設を訪問したりしました。イギリスの精神医療の実際に触れて、われわれ一行はイギリスとの落差を感じ、日本の臨床心理学研究に対して危機感をもちました。これからは、日本の統合失調症の研究を世界に発信していかなければならないという決意を新たにしました。東京大学出版会から『統合失調症の臨床心理学』（横田正夫・丹野義彦・石垣琢麿編）を企画していましたので、横田正夫氏（日本大学）も加わり、心理学科の大学院生室を借りて編集会議をおこないました（写真7.12）。

　このときに感じた危機感と高揚感が、この本に色濃く反映されました。アイゼンクとシャピロの肖像画が見守る統合失調症研究の世界的中心で開

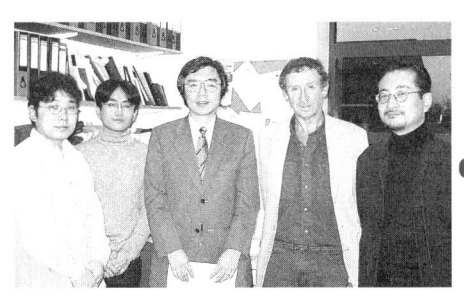

写真7.11　精神医学研究所のヘムズレイの研究室にて、右から石垣琢麿氏、ヘムズレイ、私、山崎修道氏、佐々木淳氏

写真7.12　アイゼンクの肖像画の前で『統合失調症の臨床心理学』の編集会議（左から石垣琢麿氏、横田正夫氏、私）
肖像画は、左がアイゼンク、中央と右はモンテ・シャピロ。

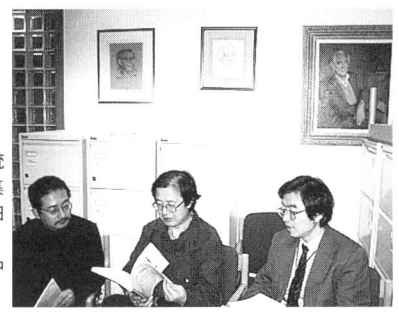

いたロンドン編集会議は、今でも私たち研究グループの活動の原点となっているのです。

統合失調症研究グループ

ヘムズレイが育てた統合失調症研究グループの主だった研究者を紹介します。

認知行動療法の中心にいるのが教授のエリザベス・カイパースです。家族介入法の研究で有名であり、『分裂病のファミリーワーク』(三野善央・井上新平訳、星和書店) という治療マニュアルを作りました。カイパースは、統合失調症の認知行動療法の中心人物のひとりです。カイパースが中心となって、『精神病への認知行動療法』という認知行動療法のマニュアルを作りました。このマニュアルはロンドン大学での統合失調症への認知行動療法の基本となっています。また、カイパースは、臨床心理学コース(臨床心理士の指定校)の教育の中心にいます。

教授のティル・ワイクスは、統合失調症の認知リハビリテーション療法(CRT)で有名です。留学中にCRTの実際を見学させてもらい、私もたいへん興味をもちました。留学中に2度自宅に招待されて、ワイクスの家族と知り合うことができました。2003年の夏には、ワイクスのご主人と娘さんが東京に観光に来て、私の自宅に招いて家族ぐるみのつきあいをしました。ワイクスは、丹羽真一氏(福島県立医科大学教授)の招待により2回来日し、1回目には、東京でCRTのワークショップを開いてもらいました。ワイクスは最近、CRTについての研究書をまとめ、邦訳も近々出るということです。

イギリスの統合失調症研究の大御所がヘムズレイだとすれば、若手のリーダー的存在が教授のフィリッパ・ガレティです。ガレティについては、**6**(p.117) のセント・トーマス病院のところで紹介しました。

ヘムズレイやガレティの指導により若手が伸びてきており、講師のピーターズやフリーマンなどが活躍しています。

講師のエマニュエル・ピーターズは、妄想の研究や治療で有名です。

PDI（ピーターズ妄想質問紙）を用いた健常者の妄想的観念の研究で、この数年で多くの論文を発表しています。私の在外研究が非常に充実したものになったのは、ピーターズのおかげです。私は、拙著『認知行動アプローチと臨床心理学』（金剛出版）の中で、イギリスの臨床心理士の仕事を詳しく紹介し、日本の臨床心理士の活動のモデルとすることを提案しました。この際に臨床心理士のモデルとなったのはピーターズでした。ピーターズがコーディネートしてくれたおかげで、ベスレム王立病院での臨床心理士の活動が見学できたり、ロビン・マレイの教授回診に出られたりしました。これについては、*8* (p.171) で詳しく述べます。

2004年には、神戸で開かれた世界行動療法認知療法学会（WCBCT 2004）にピーターズを招待することができました。ピーターズは多くのシンポジウムに参加したり、「妄想への認知行動療法」というワークショップを開くなど、この学会でもアクティブに活動していました。このワークショップの記録は、金子書房より邦訳・出版の予定です。

グッドジョンソン：科学的司法心理学

心理学科の教授には、このほか、司法心理学のグッドジョンソンがいます。

グッドジョンソンは被暗示性のアセスメント法を確立し、1983年にグッドジョンソン被暗示性テスト（GSS）を開発しました。これは、被験者に架空の強盗事件の物語を聞かせて自由再生をしたあと、誘導的な質問をして、もう一度自由再生をするというテストです。誘導的な質問によって自由再生の回答がどれだけ変化するかを調べ、その変化量を被暗示性得点とするものです。こうした基礎研究にもとづいて、グッドジョンソンは実際の裁判記録や被疑者との面接データなども検討して、虚偽の自白について研究しました。この成果は1992年の大著『取り調べ・自白・証言の心理学』（庭山英雄・渡部保夫・浜田寿美男・村岡啓一・高野隆訳、酒井書店）に結実しました。

イギリスの心理学には、司法心理学の資格があります。この資格の実現にグッドジョンソンの科学的研究は大きく貢献しました。

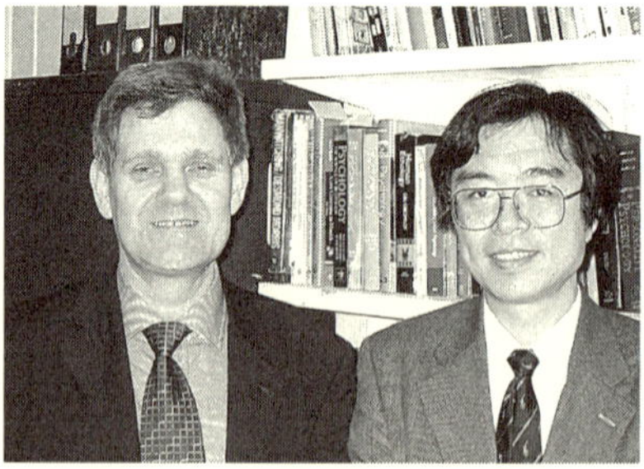

写真7.13 司法心理学のグッドジョンソン教授と

私は留学中にグッドジョンソンに会って話を聞く機会がありました（写真7.13）。

グッドジョンソンは、司法心理学は科学であるということを強調していました。この頃は、ちょうど日本で「心神喪失者等医療観察法」の法案が準備されていたときであり、日本からの多くの医療スタッフがモーズレイ病院などで研修していました。司法心理学は日本ではあまり知られていない領域であり、興味深く話を聞きました。

マークス：行動療法界の大御所

精神医学研究所で活躍した精神医学者は数えきれないほどいます。この中で、直接会うことのできた3人の教授を紹介しましょう。

日本でも有名な人としては、マークスがいます。アイザック・マークスは、1960年代から活躍している行動療法界の長老です。ウォルピの提唱した系統的脱感作療法にかわって、マークスはエクスポージャー法を提唱しました。系統的脱感作療法はイメージの中で不安状況に接しますが、エクスポージャー法は直接不安状況に接する方法です。

1970年代以降は、マークスは看護師への行動療法の普及をはじめました。試算によると、パニック障害に悩む人はイギリスでは30万人います。ところが、精神科医や臨床心理士が治療するパニック障害の患者さんはたかだか年間5万人しかいません。したがって、それを補うためには、看護師による行動療法や、パソコンを使った治療なども必要になります。そこ

でマークスは、看護師を対象として行動療法の訓練コースを作りました。これによって大きな治療効果をあげました。こうした活動によって、行動療法は看護師の間に広く普及しました。

1970年代から、イギリスの精神医療はコミュニティ・ケアがさかんになりましたが、「コミュニティ精神科看護師（CPN）」を強力に指導したのもマークスです。CPNの間に行動療法は定着しています。

その後、マークスは、コンピュータを利用した心理療法（コンピュータ・エイディド・セルフヘルプ）の研究をしています。2000年に精神医学研究所を定年退官してからは、ロンドン大学のインペリアル・カレッジの訪問教授となりました。インペリアル・カレッジは工学で有名な大学であり、コンピュータ利用を進めるには適しています。

マークスの著書は12冊に及びます。邦訳された著書としては、『恐れと共に生きる：恐怖・強迫・性障害のセルフヘルプ』（大谷義夫・小口徹訳、青山社）、『行動精神療法』（竹内龍雄ほか訳、中央洋書出版部）などがあります。

マークスのもとに留学した日本人もたくさんいます。例えば、ラックマンの『恐怖の意味』（誠信書房）の訳者あとがきには、木村駿氏が1974年に、北山修氏とともにマークスのもとで学んだときの様子が描かれています。

私は2000年にマークスに会うことができました。彼は定年後1カ月ほどで、精神医学研究所の別の部屋をもらって仕事をしていました。会ってみると、マークス教授は、人なつこい臨床家の目をして、いつもニコニコとして物腰が柔らかい好々爺でした（写真7.14）。「これがあの世界的に有名なマークス教授なのか」と驚くほどでした。

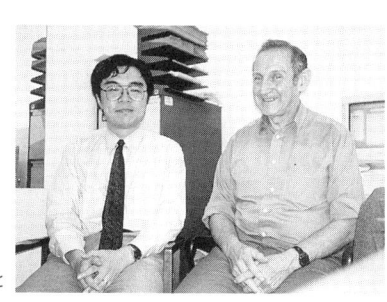

写真7.14 精神医学のマークス教授と

2004年に神戸で開かれた世界行動療法認知療法会議（WCBCT 2004）に、マークスは招待されました。マークスは菜食主義なので、会議のディナーでは彼用に特別のディナーが用意されました。

レフ：家族の感情表出と家族教育

レフも日本ではよく知られています。ジュリアン・レフは、統合失調症の家族の感情表出（EE）の研究で有名です。統合失調症の患者が退院したとき、感情表出の多い家族（高EE）の中にいる患者は感情表出の少ない家族（低EE）の中にいる患者に比べて、9カ月以内に再発する率が4倍も高くなることを見いだしました。こうした成果は、レフとヴォーンの『統合失調症と家族の感情表出』（三野善央・牛島定信訳、金剛出版）にまとめられています。

レフらはこうした知見にもとづいて家族教育のプログラムを作り、大きな成果をあげました。プログラムのマニュアルは邦訳もあります（カイパース、レフ、ラム『分裂病のファミリー・ワーク』三野善央・井上新平訳、星和書店）。邦訳された著書には、ほかに『地球をめぐる精神医学』（森山成彬・朔元洋訳、星和書店）があります。

2002年にレフは精神医学研究所を定年退官しました。私は2002年に退職直前のレフを訪ねることができました　写真7.15 。

レフの夫人は精神分析家ということです。また、娘さんは画家とのことでした。写真の後ろの壁に飾ってあるのが、娘さんの描いた絵です。この

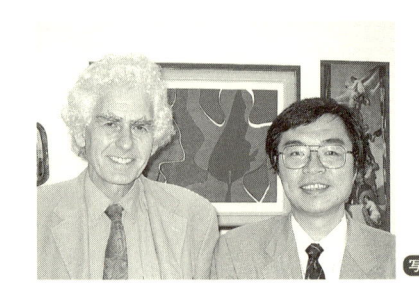

写真7.15　精神医学のレフ教授と

絵をぜひ日本の読者に紹介してほしいということでした。

レフは、日本には4回も来たことがあるとのことでした。研究室には日本での写真や日本の絵が飾ってあり、日本の東北大学や慶應義塾大学からのメダルなどもおいてありました。「ロンドン大学精神医学部　社会／文化精神医学教授　ジュリアン・レフ」と書かれた日本語の名刺までもっていました。

日本の精神医療についてもかなり詳しく知っていました。また、日本人の知り合いもたくさんいます。大阪府立大学の三野善央氏はレフのもとに留学して家族介入の研究をおこない、日本で家族介入の実践を精力的に進めています。

私が「日本の臨床心理学は精神分析が強い」と言ったところ、レフはたいへん驚いていました。「それはお気の毒です。ぜひあなたが変えてください。エビデンス・ベーストの動きを作ってください」と励まされ、私は大いに気を強くしました。

レフは、家族介入法やカンバウェル家族面接法（CFI）の訓練コースを作っています。それを担当しているのは、心理学者クリスティーン・ヴォーンです。彼女は精神医学研究所の研究員をしていましたので、レフに紹介してもらい、留学中に会うことにしました。ところが約束の日に鉄道のトラブルがあって（イギリスでは日常茶飯事ですが）、会うことができませんでした。家族介入法や家族面接法について詳しく話を聞きたかったのですが、残念でした。

マレイ：精神医学研究所の精神医学のトップ

一般精神医学部門の教授はロビン・マレイです。マレイの研究室は年間30～40本の論文を発表しており、これまでなんと650本以上の論文を発表しました。統合失調症の研究論文について、精神医学研究所がアメリカの国立精神衛生研究所（NIMH）を抜いて世界一になったのは、マレイの研究室によるところが大きいのです。

マレイは、ベスレム王立病院において臨床の仕事もしています。この病

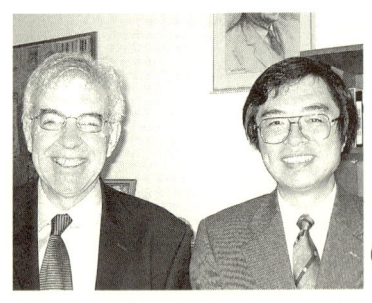

写真7.16 精神医学のマレイ教授と

院でのマレイの教授回診に参加したときのことについては、**8**（p.171）で詳しく述べます。その後、マレイの研究室を訪ねて話す機会がありました（写真7.16）。

マレイの研究室には以前、武井教使氏（現・浜松医科大学）がいました。マレイは、日本人の研究者はたいへん熱心に仕事をするので好きだと言っていました。

統合失調症について話していて、統合失調症に対する認知行動療法については中立的な立場であると言っていました。ガレティやピーターズはとても普及に熱心だが、ヘムズレイはそれほどでもなく、マレイはその中間くらいだと言っていました。

またマレイが「統合失調症は脳の障害だと思うか」と尋ねてきたので、私は「たぶんそうだろう」と答えました。マレイは「私も若い頃は脳の障害だと思っていたが、最近はよくわからなくなってきた」と言っていました。統合失調症の生物学的研究のトップの言葉としては意外なものだったのでよく覚えています。

キングス・カレッジ病院：トレードマークは王冠

デンマーク・ヒル駅からデンマーク・ヒル通りに出ると、すぐにキングス・カレッジ病院の大きな建物が見えます。デンマーク・ヒル通りをはさんで、モーズレイ病院の向かいにあたります。キングだけに、王冠がトレードマークになっています（写真7.17）。スタッフ数5000名という大病院です。

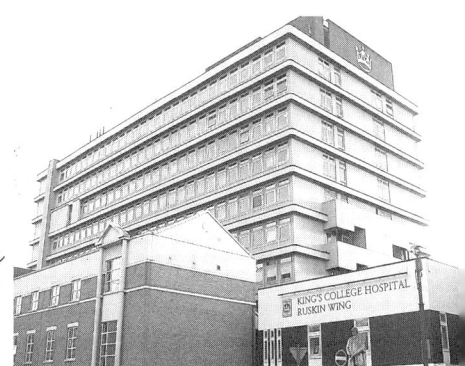

写真7.17 キングス・カレッジ病院（ビルの上に王冠のマークが見えます）
King's College Hospital
所 Denmark Hill, London SE5 9RS
http://www.kch.nhs.uk/

　1829年にキングス・カレッジが創設され、1832年には医学部も作られたのですが、実習病院はなく、それをもつことが悲願でした。1840年になって、やっと自前で病院をもつことができました。これがキングス・カレッジ病院です。創立に尽くしたのは、解剖学のロバート・トッドです。彼の像は、この病院のハンブルデン棟の入口の前に建っています。最初の病院は、1840年にロンドンのリンカーンズ・イン・フィールドに近いポルトガル通りに作られましたが、1913年にこのデンマーク・ヒルの地に移ってきました（ポルトガルからデンマークへと移ったわけです）。

　デンマーク・ヒル通りには、大きなラスキン棟の建物と、救急車入口のあるデンマーク棟の建物があります。

　ベッシマー通りに入ると、この病院の建物が並んでいます。入ってすぐのモダンな建物がゴールデン・ジュビリー棟です。その隣のハンブルデン棟には、病院の中央入口があります。

キングス・カレッジのデンマーク・ヒル・キャンパス

　キングス・カレッジ病院のまわりは、ロンドン大学キングス・カレッジのデンマーク・ヒル・キャンパスになっています。

　キングス・カレッジ病院に附属した医学校や研究所の建物が並んでいます。ベッシマー通りの奥には、医学校ビル、ウェストン教育センター、細

胞統合生物学センター（CCIB）、レイン研究所（心臓の研究施設）などです。ウェストン教育センターの隣に派手な顔の絵が描かれた建物がありますが、これは大学とは関係がありません。

デンマーク・ヒル通りと ベッシマー通りの角には、キングス・カレッジの歯学部（歯学研究所）の大きな建物があります。

ラスキンとメンデルスゾーンのゆかりの公園

キングス・カレッジ病院の南側に、ラスキン公園があります。この近くに住んでいた美術評論家・社会思想家ラスキンにちなんだ名前です。ジョン・ラスキン（1819～1900年）は美術評論家として名をなし、オックスフォード大学の美術の教授を務めました。社会主義の思想をもち、慈善事業をおこなったことでも有名です。晩年は、イギリスの湖水地方に住んで、文化財保護運動をおこないました。ナショナル・トラスト運動の創設に加わったことでも知られています。戦前の日本にも、大きな思想的影響を与えました。

1840年代には、ドイツの作曲家メンデルスゾーンがこの公園の近くに滞在したことがあり、『カンバーウェル・グリーン』というタイトルの曲を作りました。この曲は、のちに『春の歌』として有名になりました。

ラスキン公園は大きな公園で、いろいろなスポーツ施設などがあります。リスがたくさんいてのどかです。ただし、夜はあまり治安がよくなさそうです。

ラスキン公園の向かい、ちょうどモーズレイ病院の南側には、救世軍のトレーニング・カレッジがあります。救世軍とは、軍隊組織を模した宗教団体・社会奉仕団体です。ロンドンに本部があります。トレーニング・カレッジとは、「士官学校」と訳されるそうですが、軍隊とは関係がなく、教理を勉強する寄宿学校のようです。

デンマーク・ヒル・キャンパスやモーズレイ病院は、ロンドン南部のカンバウェル地区というところにあります。この地区の周辺はやや治安の悪い地区ですので、夜は歩きまわらないほうがよいでしょう。昼間に歩くの

夏目漱石の記念館

モーズレイ病院のあるデンマーク・ヒル駅から近いところに、夏目漱石が下宿した家があります。夏目漱石がロンドンに留学したのは1901〜1902年のことであり、私の留学のちょうど100年前でした。デンマーク・ヒルという地名は漱石の日記にも登場します。

地下鉄ノーザン線のクラパム・コモン駅を降りて15分ほど歩くと、漱石の下宿していた家があります（写真7.18）。

建物には、英国の史跡をあらわすブループラークが貼ってあります（写真7.19）。そこには「ナツメ・ソウセキ 1867〜1916 日本の小説家がここに1901年から1902年まで暮らした」と書かれています。

漱石の孫の夏目房之助氏は2002年にこの下宿を訪れて、不思議な体験をしたそうです。このことは『漱石の孫』（新潮文庫）という本に書かれています。

この漱石の下宿の向かい側の建物に「倫敦漱石記念館」があります。漱石研究家の恒松郁生氏が私財を投じて作った博物館で、漱石のロンドンでの資料などを展示してあります。看板もなく、つい見過ごしてしまうほど小規模なものですが、なかなか面白い博物館です。

写真7.18 夏目漱石が下宿していた建物。その向かい側の建物の2階に、倫敦漱石記念館があります。
Soseki Museum in London
所 80b The Chase, London SW4 0NG
http://www.soseki.org

写真7.19 夏目漱石が下宿していた建物のブループラーク

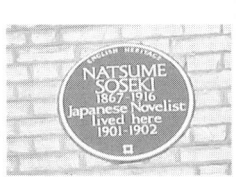

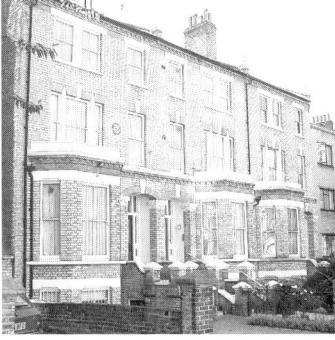

8 ベスレム王立病院地区

世界最古の精神科病院のひとつ

ロンドンの精神科病院としては、モーズレイ病院と並んで、ベスレム王立病院が有名です。ベスレム王立病院は、世界で最も古い精神科病院のひとつです。博物館などもある施設ですので、足を伸ばしてみませんか。周辺の略図を 地図11 に示しました。

750年の歴史をもつ病院

ベスレム王立病院に行くには、ロンドンブリッジ駅またはキャノンストリート駅からヘイズ行きの鉄道に乗ります。30分ほどでエデン・パーク駅に着きます。ゾーン4です。駅から歩いて20分ほどのところに病院があります。

なお、ベスレム王立病院とモーズレイ病院の間にはシャトルバスが走っており、職員はこれを利用しています（所要時間は30分）。

病院の博物館に、アルデリッジ著『ベスレム病院 1247-1997』という本がありました。これを買って読んでみると、この病院の起源は、シモン・フィツマリーが1247年に聖マリー教会に作った心を病む人たちの収容室でした。今から750年前のことです。現在のリバプール・ストリート駅の近くだったそうです。「ベツレヘムの聖マリア教会」の支部として建てられました。したがって、「ベスレム」とは、キリストの生まれたベツレヘムという地名から来ています。のちに、ベスレムは、悪い意味で、精神科病院の代名詞となりました。ベスレムという言葉から、「ベドラム」という言葉が生まれます。これは精神病院や混乱（カオス）をあらわす隠語です。

ベスレム病院の敷地は、1676〜1815年までムーアゲートに移ります。

8 ベスレム王立病院地区

地図11　ベスレム王立病院

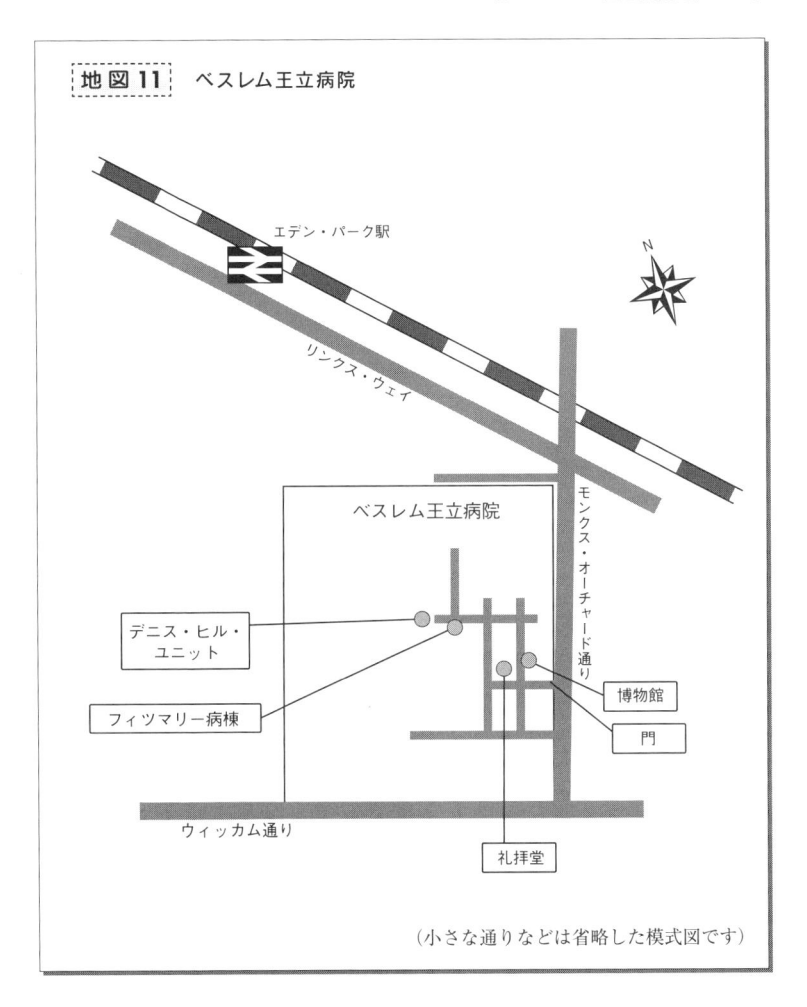

- エデン・パーク駅
- リンクス・ウェイ
- ベスレム王立病院
- モンクス・オーチャード通り
- デニス・ヒル・ユニット
- フィツマリー病棟
- 博物館
- 門
- ウィッカム通り
- 礼拝堂

（小さな通りなどは省略した模式図です）

　次に、病院は1815〜1930年まで、セント・ジョージ・フィールドに移転しました。ここは現在、帝国戦争博物館になっています（p.124）。
　1930年に病院は、現在のモンクス・オーチャード通りに移転しました。1948年にベスレム王立病院とモーズレイ病院は統合されて、ひとつの経営体になりました。

ベスレム王立病院の中に入ろう

モンクス・オーチャード通りに、ベスレム王立病院の小さな門があります（写真8.1）。博物館は一般公開していますので、病院の敷地の中にも自由に入れます。

中に入ると、広大な敷地が広がっています（写真8.2）。その中に、昔ながらのレンガ造りの建物が点々と建っています。精神科の病院というよりは、広い公園のようです。敷地の奥は広大なスポーツ・グラウンドになっています。散歩するにもよいでしょう。

敷地内には、教会もあります（写真8.3）。また、スポーツ・ジムやプールなどの施設もあります。

ベスレム王立病院はロンドン大学の研究教育の病院として機能しており、精神医学研究所の研究者の多くはこの病院で臨床をおこなっています。

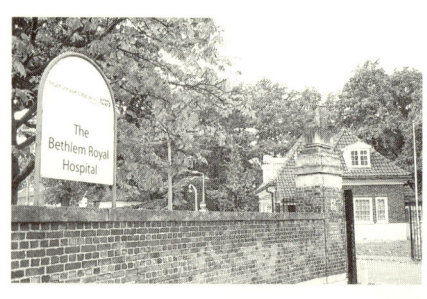

写真8.1　ベスレム王立病院の門
Bethlem Royal Hospital
所 Monks Orchard Road, Beckenham, Kent BR3 3BX

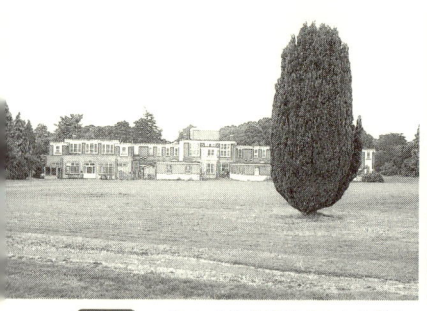

写真8.2　ベスレム王立病院の広大な敷地

写真8.3　ベスレム王立病院の教会

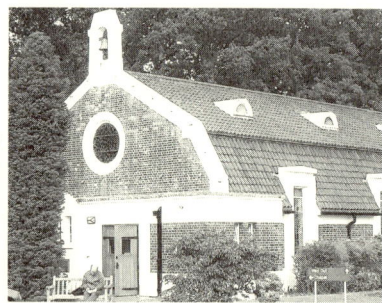

7で述べたヘムズレイやピーターズなどの心理学者もここで臨床をおこなっています。行動心理療法ユニットなどの施設があります。アイゼンクが活躍していた頃には、この病院の敷地に動物実験の施設などもあったそうです。

たくさんの病棟が並んでいますが、そのひとつにフィッマリー病棟があります（写真8.4）。この病院の創始者の名前をとったものです。近くで見ると、外見はとても古く、ボロくて、壁の一部は壊れかけています。ところがフィッマリー病棟はイギリスでも最先端の病棟であり、イギリスで最もお金がかかっている病棟とのことです。つまり、患者数を抑えてスタッフの数を多くした実験的な病棟です。

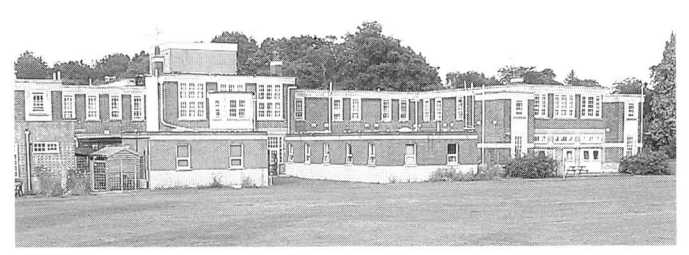

写真8.4 フィッツマリー病棟の遠景

フィツマリー病棟での教授回診

この病院のフィツマリー病棟でおこなわれる教授回診（ワード・ラウンド）に何回か参加したことがあります。

教授回診は、毎週水曜日の朝におこなわれています。回診をおこなうのは、精神医学研究所精神科教授のロビン・マレイです。マレイを囲んで、病棟管理医、主治医、看護師、臨床心理士、ソーシャルワーカー、作業療法士といった人たちが参加しています。臨床心理士はヘムズレイとピーターズでした。私はこの二人に頼んで、見学させてもらいました。

回診のやり方は、日本と大きな違いはありません。主治医が中心となっ

て、カルテを検討したり、患者さんに来てもらって面接したり、これまでの治療を検討し、今後の方針を決めていきます。患者さんのほとんどは統合失調症という診断でした。

回診は早口の英語で進んでいくので私はその半分も聞き取れませんでしたが、強く感じたことがあります。それは、各職種の人が仕事を分業していることです。つまり、多職種（マルチ・ディシプリナリー）集団の中で、分業体制が整っているのです。精神科医は患者さんの全体的な管理に責任をもち、薬物療法と身体面の管理を担当しています。臨床心理士は患者さんの心理面の管理を担当しています。ソーシャルワーカーは家族関係や職業などの社会的な面を担当しています。このような生物・心理・社会モデルの分業が成り立っていて、お互いの仕事にはあまり口出しをしないようでした。

面白いことに、イギリスの精神科医は薬物療法や生物学的研究に関心を向けているため、患者さんの心理にはあまり関心をもたなくなっています。精神科医は、薬物療法や身体面の管理をもっぱらおこなっています。

その分、臨床心理士が、患者さんの心理面について全面的に責任をもっています。臨床心理士の発言力はかなり強く、心理的治療の方針を立てるときには臨床心理士が主導的な立場になります。

日本の精神科医療では、統合失調症の治療方針について臨床心理士が口出しすることはあまりありませんし、それだけの臨床的な実力をもっている心理士も多くはありません。

この教授回診で、イギリスの臨床心理士の実力というものを強く感じました。

フィツマリー病棟の臨床心理室

この病棟でピーターズが常駐するのは臨床心理室です。ここも見せてもらいました。

あるときは病棟の看護師が部屋にやってきて、「患者さんが希死念慮をもっているがどうしたらよいか」といった相談をしていました。これに対

して、ピーターズはいろいろとアドバイスをしていました。そして、「これについては、このパンフレットを患者さんに読んでもらうと役に立つ」と言って、パンフレットを看護師に渡していました。また、「もっと詳しく知りたいならこの本を読むといい」と言って、希死念慮についての認知行動療法の本のコピーも渡していました。このように、事例について病棟のスタッフからの相談にのったり、スタッフに対して認知行動療法の教育をしていくことが、臨床心理士の大きな仕事です。

部屋にはいろいろな臨床用のツールが豊富にそろっており、ピーターズはそれをフルに活用していました。例えば、①患者教育用のパンフレット、②病棟のスタッフを教育するためのパンフレット、③自助グループ向けの資料、などです。そうした資料の内容は、不安、強迫性障害、抑うつ、妄想、幻聴などさまざまでした。

もうひとつの大切な仕事は、若い臨床心理士へのスーパービジョンです。ピーターズのそばには、いつも実習中の博士課程の学生がついていました。学生はピーターズといっしょに行動しており、ピーターズのスーパーバイズを受けていました。ピーターズはそうしたスーパービジョンの仕事を苦にするわけでもなく、ごく自然に義務として受け入れているようでした。

ピーターズ自身も、以前はこの病棟においてヘムズレイのスーパーバイズを受けたということです。

ロング・ハンド・オーバー：臨床心理士と看護師の事例検討会

このフィツマリー病棟で、ピーターズは、看護師と「ロング・ハンド・オーバー」という事例検討会をしています。

ロング・ハンド・オーバーは、月に1回1時間ほど、看護スタッフが事例を提示して、それについて臨床心理士が相談にのり指導する会合です。電子メールの中で、私は間違って「ロング・ハング・オーバー」と書いてしまい、ピーターズから訂正されたことがあります。「ハング・オーバー」とは二日酔いのことです。

このミーティングに参加させてもらいました。ピーターズと、研修中の

臨床心理士の卵、看護師が10名ほど、作業療法士が2名参加していました。看護側がひとりの患者さんについて報告し、今こんなことがあるとか、こんなことで困っているといったことを話します。

あるときは、クロザピンという薬を飲んでいる統合失調症の患者さんが副作用があるので服用しようとしない、といったことが問題になっていました。こうした事例について、ピーターズはいろいろなことを提案していました。「薬物療法へのコンプライアンスの評価尺度があるので、一度きちんとアセスメントしてみましょう」とか、「アセスメントの結果によって、どんな原因で服薬しないのかを考えてみましょう」とか、「クロザピンという薬にはその副作用を説明するための患者用のビデオがあり、今度、研究所から借りてきますから、患者さんに見せましょう」といったぐあいに、いろいろな対策を打ち出していました。そして、ピーターズは、次回までにこれこれのことをしておきます、と約束していました。看護スタッフはこのような提案に対して、いろいろと自分の意見を言い、いくつかの提案には賛成していました。ピーターズの提案が具体的で効果がありそうなので、受け入れることができるのでしょう。

このように、臨床心理士は看護スタッフの相談にのり、教育をおこなっていました。英国政府は臨床心理士に対して、異職種集団の中でリーダーシップをとることを期待しています。

クマール・ハウス

ベスレム王立病院の中には、「クマール・ハウス」という病棟があります。これは、周産期精神医学の領域で活躍したクマールにちなんでいます。

クマール（1938～2000年）は、1993年から精神医学研究所の教授を務めました。1980年代に「周産期精神医学」という領域を確立しました。クマールらは妊娠中の女性を長期間追跡調査し、妊娠初期と産後3カ月以内にうつ病の発生率が高いことを確認しました。こうした研究がもとになって、妊娠・出産をめぐる女性の精神医学が注目され、周産期精神医学が確立しました。1963年からは、クマールを中心として、産後うつ病国際

比較研究がWHOの後援で始まりましたが、その道半ばでクマールは亡くなりました。クマールが編集した『母性と精神疾患』は邦訳があります（ブロッキングトン・クマール編、保崎秀夫監訳、北村俊則・島　悟・菅原ますみ・青木まり・佐藤達哉訳、学芸社）。

　クマールと共同研究したり、彼から指導を受けた日本人もたくさんいます。九州大学の吉田敬子氏は、精神医学研究所に留学中の1988年にクマールの精神科母子ユニットを見学して、周産期精神医学に出会いました。その後クマールのもとで7年間研究し、帰国後は九州大学医学部病院の周産期母子センターで臨床を続けています。そうした経緯を『母子と家族への援助－妊娠と出産の精神医学』（吉田敬子、金剛出版）にまとめています。

デニス・ヒル・ユニット：触法患者の中度警備ユニット

　敷地の奥にデニス・ヒル・ユニットという病棟があります。ここは、触法の患者の中度警備ユニットです。

　イギリスには、危険な暴力的・犯罪的行為をなす人々を治療する閉鎖病院があります。それらは、高度警備病院と、中度警備ユニットに分かれます。

　高度警備病院は、殺人や性犯罪などの重大な犯罪を犯した者を治療するために、最大限の警備体制を敷いている病院です。イギリスには、ブロードムア病院、ランプトン病院、アシュワード病院（以前のモス・サイド病院）、スコットランド国立病院の4つがあります。これら全体で、2000人ほどを収容しているそうです。

　一方、中度警備ユニットは、高度警備病院ほど強い警備を必要としない患者を治療する施設です。イギリスの各地区ごとに作られています。ひとつのユニットでは、30～100人が入院し、イギリス全体では2400名が入院しているそうです。

　デニス・ヒル・ユニットは中度警備ユニットです。外から見ると、とくに厳重な警備がされているということには気がつかないふつうの建物です。

これらの施設では、精神科のコンサルタント医や精神科医をはじめとして、多くの職員が働いています。とくに心理士は治療において中心的な役割を果たしており、患者6人に対してひとりの心理士が配置されているそうです。心理士の仕事は、再犯のリスクのアセスメントや心理学的介入などです。心理学的介入としては、精神病への認知行動療法、怒りのコントロール法、弁証法的行動療法などがおこなわれています。

　私が留学した頃は、ちょうど日本で「心神喪失者等医療観察法」の法案が準備されていたときで、日本の多くの専門家がこのデニス・ヒル・ユニットで研修をしていました。

ベスレム王立病院博物館・図書室

　ベスレム王立病院の正門を入って右側すぐに博物館・図書室があります。このベスレム王立病院博物館では、病院の歴史や人物の絵や写真が飾られており、イギリスの精神科医療の歴史を見ることができます。

　画家ウィリアム・ホガースの連作『道楽者のなれの果て』がジョン・ソーンズ博物館に飾られていることは、**5** (p.102) で述べたとおりです。その連作の8枚目の絵はベスレム病院の内部を描いたもので、この版画がベ

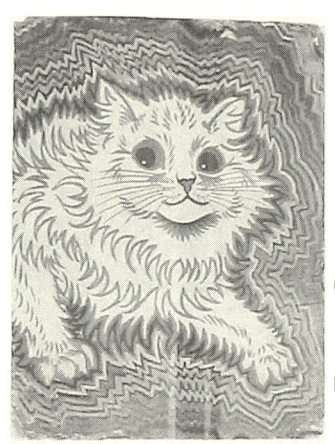

写真8.5　ベスレム王立病院博物館・図書室に飾られているルイス・ウェインの絵画
Archives and Museum, Bethlem Royal Hospital

所 Monks Orchard Road, Beckenham, Kent BR3 3BX
http://www.bethlemheritage.org.uk/

スレム王立病院の博物館に飾られています。精神病院が見せ物として公開されている様子が描かれています。

この病院に入院した有名な画家の描いた絵なども展示されています。例えば、ルイス・ウェインは猫の絵（写真8.5）で人気があった画家ですが、晩年は老年性痴呆となり、5年間ほどベスレム病院に入院しました。

博物館のショップでは、ベスレム王立病院や精神科医療に関する本やパンフレット、画家の作品の絵はがきなどを販売しています。

福沢諭吉とベスレム王立病院

福沢諭吉（1835〜1901年）は、1862年に遣欧洲使節の一員としてイギリスを訪れ、ベスレム王立病院を見学しました。これについて、慶応義塾大学教授の山内慶太氏が面白い発見をしましたので、紹介しましょう（山内慶太「福澤諭吉の見たロンドンの医療」『福澤諭吉年鑑』29巻、福沢諭吉協会、p.105-129、2002）。

福沢は、ベスレム王立病院を訪れたときに訪問者名簿に署名を残しました。山内氏はその記録を発見しました。140年前の署名です。

福沢はベスレム王立病院について『西航記』に書いていますが、それによると、3名の患者を見たということです。山内氏は1862年当時の診療記録を丹念に調べて、なんとこの3人を特定したのです。うち2人はイギリスの精神医学史上有名な患者でした。ひとりはエドワード・オクスフォードです。彼はヴィクトリア女王を暗殺しようとして大逆罪に問われ、ベスレム王立病院に収容されました。もうひとりはリチャード・ダッドです。彼は当時最も才能のある画家でしたが、妄想によって父親を殺し、ベスレム王立病院に入院しました。

福沢は、ベスレム王立病院以外にも、キングス・カレッジ病院、セント・メアリー病院、セント・ジョージ病院などを訪問しました。イギリスの進んだ医療システムに感動し、これを日本でも実行したいという野心をもったということです。この気持ちは、140年後の私も強く共感できます。

9 リージェンツ公園地区

こんなに面白いリージェンツ公園地区

　地下鉄ジュビリー線のベイカー・ストリート駅で降りると、リージェンツ公園があります。旅行ガイドブックには、広い公園であるとしか書いてありません。しかし、公園の中には心理療法の大学があり、また公園のまわりには大学や医学関係の施設がたくさんあり、医学地区と呼んでもよいほどです。こころの臨床ツアーにははずせない場所です。ロンドンへ行ったら、ぜひリージェンツ公園地区を見てください。周辺の略図を 地図12 に示しました。。

リージェンツ公園：植物学・動物学・天文学の起源

　ロンドンには、ハイド・パークやグリーン・パークなど8つの王立公園があります。王立公園のホームページもあります。王立公園の多くは、ヘンリー8世の狩猟場でした。ヘンリー8世の絶対王権と富がわかります。

　リージェンツ公園も王立公園のひとつです。ロンドンの中心部にある公園としては、最も広い公園です。この公園は、国王ジョージ4世が建築家のジョン・ナッシュに命じて、1811年に作りはじめたものです。ジョージ4世は摂政（リージェント）として政務をとったために、リージェンツ公園と命名されました。ナッシュは、この公園を王室の遊園地となるように設計しました。

　公園の中には、アウター・サークルとインナー・サークルという2つの環状道路があります。「アウター・サークル」は、公園の外側を一周する4.3キロの道路です。「インナー・サークル」は公園の中央部にある環状道路で、その中はクイーンズ・メアリーズ庭園という円型の庭園となっています。園内には、いたるところに案内板が立っていて、日本語でも書いて

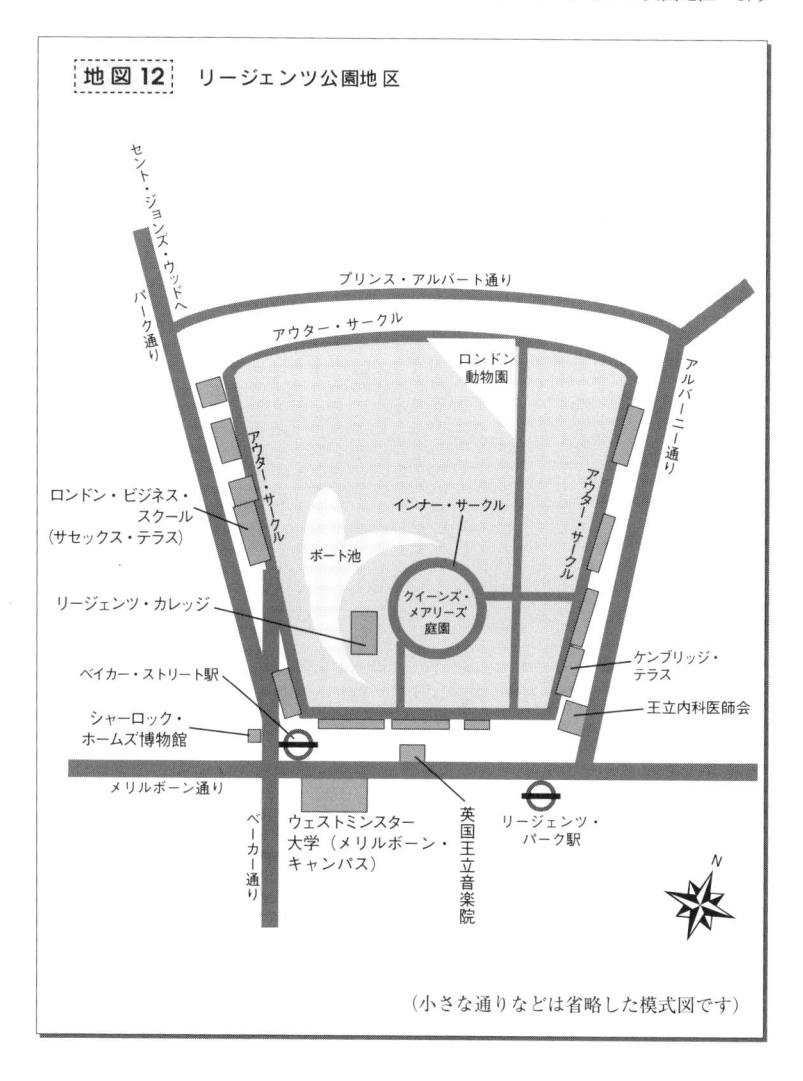

9 リージェンツ公園地区　179

地図 12　リージェンツ公園地区

- セント・ジョンズ・ウッドへ
- パーク通り
- プリンス・アルバート通り
- アウター・サークル
- ロンドン動物園
- アルバーニー通り
- アウター・サークル
- ロンドン・ビジネス・スクール（サセックス・テラス）
- ボート池
- インナー・サークル
- アウター・サークル
- リージェンツ・カレッジ
- クイーンズ・メアリーズ庭園
- ケンブリッジ・テラス
- ベイカー・ストリート駅
- 王立内科医師会
- シャーロック・ホームズ博物館
- メリルボーン通り
- ベイカー通り
- ウェストミンスター大学（メリルボーン・キャンパス）
- 英国王立音楽院
- リージェンツ・パーク駅

N

（小さな通りなどは省略した模式図です）

あります。

　クイーンズ・メアリーズ庭園は、もともと王立植物学会が植物の実験をおこなうために作った植物園であり、学会の本部もおかれていました。こうしたアカデミックな場所でしたが、1930年代から一般公開されるようになりました。バラ園はとてもきれいです。庭園内には野外劇場があり、夏にはシェークスピア劇などが演じられます。8月に行ったときには、『マクベス』や『真夏の夜の夢』をやっていました。

　庭園内には1936年に作られた日本庭園もあります。池の中の島として作られているので、「アイランド・ロック・ガーデンズ」と名づけられています。石灯篭（いしどうろう）や滝、たいこ橋、石組みなどがあり、日本風に作られています。池の中に鷲のブロンズ像が立っていますが、これは18世紀の日本の工芸品にもとづいて作られたそうです。

　リージェンツ公園はスポーツの中心でもあり、王立弓術協会がここにありました。また、2012年にロンドンでオリンピックが開かれることになりましたが、リージェンツ公園でも競技がおこなわれます。

ロンドン動物園とシンガポールを作ったラッフルズ

　リージェンツ公園の北の一角には、ロンドン動物園があります（写真9.1）。1828年にロンドン動物学協会が作ったもので、科学的動物園としては世界で最も古い歴史をもちます。

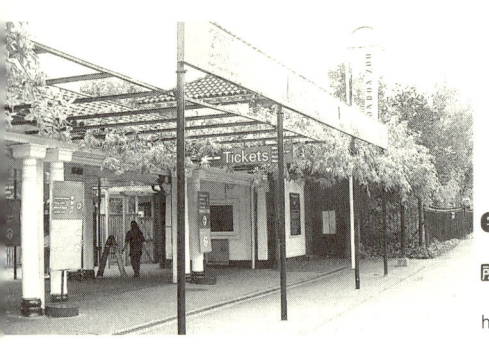

写真9.1　ロンドン動物園
London Zoo
所 Outer Circle, Regent's Park, London NW1 4RY
http://www.londonzoo.co.uk

9 リージェンツ公園地区

　動物園の初代園長は、トーマス・ラッフルズ（1781〜1826年）です。ラッフルズはロンドンの東インド会社で働き、その後、ジャワやスマトラなどのイギリス領の植民地行政官となりました。ラッフルズが調査を命じて発見されたのがインドネシアの世界遺産ボロブドール遺跡です。当時鎖国をしていた日本とも接触しようとしたそうです。その後、ラッフルズは、マレー半島のシンガポールに自由港を建設しました。ラッフルズは「シンガポールの創設者」として知られています。その後、シンガポールは大発展を遂げることになります。

　ラッフルズはもともと植物学に興味をもっていましたが、晩年はロンドンに戻り、植物学や動物学の発展に力を尽くしました。化学者ハンフリー・デービーとともにロンドン動物学協会を作り、ロンドン動物園の初代園長となりました。しかし、ラッフルズ自身は、動物園が開園する前に病死してしまいました。1837年には、チャールズ・ダーウィンがロンドン動物学協会のフェローとなりました。

　動物園には珍獣の見せ物というイメージがありますが、ロンドン動物園はもともと世界中の動物を生きたまま集めて動物学や生理学の研究・教育をおこなうことを目的としていました。ロンドン動物学協会の研究資料を収容しておくアカデミックな施設でした。つまり、大英博物館と同じ発想であり、大英博物館の動物版ともいえる施設でした。一般公開されたのは、創設から20年たった1847年のことでした。ロンドン塔の中にあった見せ物の動物園から移動した動物もいます。

　1960年には、動物園に附属する動物学研究所ができました。これは、ラッフルズの遺志をついで、動物学や動物生理学を本格的に研究するところです。ウェルカム財団とナッフィールド財団の援助のもとに、ウェルカム比較生理学研究所とナッフィールド比較医学研究所ができました。動物学研究所の建物は少しユニークな形をしていて、動物園の入口の通りの向かい側に建っています。その隣にはロンドン動物学会の図書館があります。

　2005年8月には、ロンドン動物園で「ヒトの生態」という展示がありました。一般応募で集まった男女8人に熊がいた小山で過ごさせ、それを訪れる人に観察してもらうイベントでした。彼らは、夜は帰宅するし、水

着の上にイチジクの葉を貼り付けた姿をしていたり、そのバカバカしさで記憶に残っています。

リージェンツ公園の中にある心理療法の大学

サウス・ビラという建物には天文台がありました。ジョージ・ビショップという人の私設天文台でした。観測の機材はすばらしいもので、多くの有名な天文学者がここで研究をしました。公立の天文台は、グリニッジにありました。

このようにリージェンツ公園は、植物学、動物学、天文学といった自然科学の発祥の地であり、当時の博物学の中心地だったのです。

1863年に天文台はほかの地に移転しました。のちにはロンドン大学のベドフォード・カレッジが移ってきました。この大学はイギリス最初の女子大学です（p.47）。ベドフォード・カレッジの建物はドイツ軍の空襲で破壊されましたが、学生と教員はケンブリッジに疎開していて無事でした。1965年からは男子学生の入学も認め、共学校となりました。1985年にロイヤル・ホロウェイ・カレッジと統合されることになり、そちらへ移転しました。その後、サウジアラビアの資本でハンター医科大学を作るという案が出たそうですが、実現しませんでした。

現在、この建物にはリージェンツ・カレッジが入っています。リージェンツ・カレッジはいくつかの大学の集合体（コンソーシアム）です。①心理療法・カウンセリング学校、②ヨーロッパ・ビジネス・スクール、③アメリカン・カレッジ・ロンドン校、④ウェブスター大学院など、6つからなります。これらの学校はアメリカの大学のロンドン校という色彩が強く、イギリスとしては珍しいものです。例えば、アメリカン・カレッジ・ロンドン校は、アメリカのウェブスター大学が作った教養教育（リベラルアーツ）の大学です。心理学のコースもあります。

また、心理療法・カウンセリング学校は、アメリカのアンティオク大学が1990年に作った新しい学校です。シティ大学と提携して、カウンセリング心理学の修士と博士とディプロマのコースが設けられています。

9 リージェンツ公園地区 183

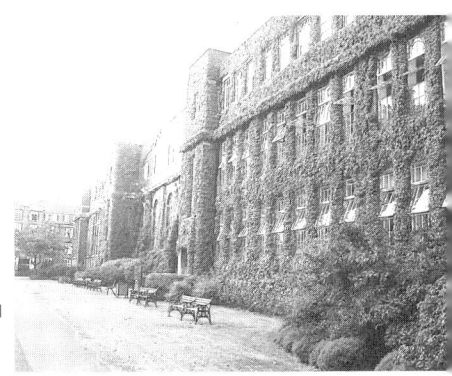

写真9.2 リージェンツ・カレッジ
Regent's College
所 Regent's Park, Inner Circle, London NW1 4NS
http://www.londonzoo.co.uk

2000年からは、英国心理学会によって、カウンセリング心理士の大学院コースとして認定されました。大学の中に、「インナー・サークル・セラピー・センター」という施設を開いています。

　リージェンツ・カレッジのキャンパスに入ってみましょう。建物は新しいのですが、ツタがからまっていて、歴史を演出しています（**写真9.2**）。大学らしいキャンパスで好感がもてます。

　キャンパスは緑と静寂に包まれており、リスが動き回っています。ここが大都市ロンドンの中心にあるとはとても信じられません。リージェンツ公園という巨大な自然の中で、しかも池に囲まれた島のような場所にあり、さらにまわりには林があり、こうした三重のバリアによって都会の喧噪から切り離されています。都会の中に人工的に作られた自然空間なのです。この大学のホームページにはバーチャル・キャンパス・ツアーがあるので、それを見てください。この大学の静かな環境がわかるでしょう。

テラス・ハウス：父を狂気に追いつめたジョージ4世の浪費

　旅行者はリージェンツ公園に目が向きがちで、そのまわりのすばらしい建物には気がつきません。公園の南半分は、「テラス・ハウス」という豪華な建物で囲まれています。リージェンツ公園が作られたときに、建築家ジョン・ナッシュはこの公園にふさわしい豪華な建物をまわりに建てまし

た。このテラス・ハウスは建築史に残る建物で、のちに「リージェンツ・スタイル」と呼ばれるようになりました。

　国王ジョージ3世（1738〜1820年）は15人の子どもをもうけましたが、子どもたちは素行が悪く、スキャンダルを起こします。ジョージ3世は真面目な人だったので、息子たちの非行に心を痛め、晩年は精神に異常をきたしてしまいました。このため、父に代わって長男のジョージ4世が摂政（リージェント）として政務をとりました。そこで、この時代はリージェント時代と呼ばれます。息子のジョージ4世（1762〜1830年）は摂政になる前から、ナッシュに命じてリージェンツ公園やリージェント通りを整備し、たくさんのテラス・ハウスを建てました。こうした費用は膨大なものになり、王室は莫大な借金を負うことになります。息子のこうした浪費やスキャンダルなどが父ジョージ3世を狂気に追いつめたともいわれています。その罪滅ぼしのためか、テラス・ハウスには父ジョージ3世の15人の子どもの名前がつけられています。

　公園の東側にはカンバーランド・テラス（テラス群で最も美しい建物）、チェスター・テラス、ケンブリッジ・テラスが並んでいます。公園の南側にはヨーク・テラス、ノッティンガム・テラス、コーンウォール・テラスがあり、西側はサセックス・テラス、ハノーバー・テラスと続きます。これらは、ジョージ3世の子どもたちの名前なのです。

　テラス・ハウスは、写真9.3のように柱廊をもつ新古典様式の建物で、圧倒されます。

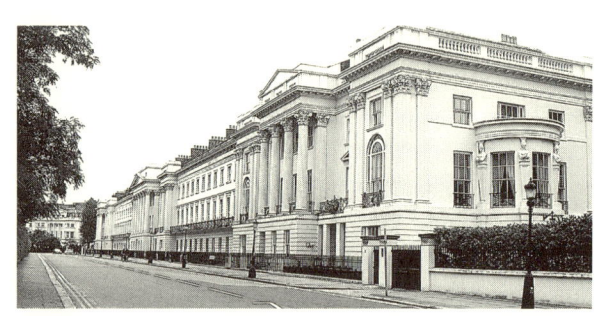

写真9.3　リージェンツ様式のテラス・ハウス（コーンウォール・テラス）

公園内からボート池越しに見るテラス・ハウス群は、ロンドンの隠れた名所のひとつでしょう。ボート池には4つの橋がありますが、そのうちヨーク橋からハノーバー橋までの間で池越しに見るテラス・ハウスがとくにきれいです。むしろ、ここから最も美しい風景となるように、ジョン・ナッシュはこれらの建物を作ったのです。美しいテラス・ハウス群でもとくに美しいのがサセックス・テラスであり、この建物はなんとロンドン・ビジネス・スクールのキャンパスになっています。また、池の筋向かいが前述のリージェンツ・カレッジです。その北にはイスラム教のモスクの建物があります。

ナッシュの都市計画：ピクチャレスクという思想

実は、ナッシュは、リージェンツ公園だけでなく、北はプリムローズ・ヒル、南はセント・ジェームズ公園までの約4キロのデザインを作り、その領域全体をテラス・ハウスにしようとしました。都市計画の走りです。その目的は、ジョージ4世の邸宅がセント・ジェームズ公園近くのカールトン・ハウスにあり、そこから狩猟場のリージェンツ公園やプリムローズ・ヒルまで、まるで絵を見るように（ピクチャレスクという思想です）、美しい景観だけを見ながら移動できるようにしたかったからです。ジョージ4世の絶対王権がわかります。建築史や都市計画史では、この街並みは高く評価されています。しかし当時は、強引な土地の買い占めや、それによる交通渋滞などが起こったため、ジョージ4世はイギリス王室で最も評判の悪い王といわれたそうです。

現在でもこの通りには、テラス・ハウスのような美しい建物が並んでいます。リージェンツ公園の南東にあるパーク・スクエアからポートランド・プレース通りを南下し、リージェント通りを走り、カールトン・ハウスに至る2キロの道のりです。この通りの下を地下鉄ベーカールー線が走っているので、わかりやすいでしょう。

とくにリージェント通りとピカデリー通りが交差するあたりは道路が優雅な曲線を描き、建物も道路に沿って曲線をなしています。この曲線の街

路は「クオドラント」と呼ばれ、ロンドンを代表する景観として知られています。ロンドン観光で一度は訪れる場所でしょう。ピカデリー・サーカスからリージェント通りを見ると、建物が優雅な曲線を描いているのがわかります。これがクオドラントです。地図で見ると、ひらがなの「し」のように曲がっています。日本で流行した髪型の「リーゼント」は、このリージェント通りから名付けられました。リージェント通りのカーブの曲がり方と髪型のカーブが似ているからです。現在、曲線の部分に日本のユニクロの店があります。

こうした起源をもつこともあり、リージェント通りはロンドン有数の高級商店街となっています。デパートや老舗店、高級レストランなどが並んでいて、日本の三越デパートもあります。

ちなみに、『ミステリー風味ロンドン案内 1・2』（西尾忠久、東京書籍）という本があります。この本は、最近のミステリー小説をもとにして、ロンドンの街や老舗、ブランド品についての蘊蓄を語るものです。ロンドン案内として面白い本です。ただし、ブランド品に関する話には、私はあまり興味はありません。リージェント通りの店で記憶にあるのがユニクロくらいしかないことからもおわかりかと思いますが。

王立理学会と英国学士院

なお、カールトン・ハウスの近くに、王立理学会（ロイアル・ソサエティ）と英国学士院（ブリティッシュ・アカデミー）があります。

王立理学会は、1660年に結成されたイギリス最古の科学者の学会です。1645年頃にイギリスでは自然科学が急速に進歩し、ロンドンで自然科学者の集まりができました。参加したのは、化学の父と呼ばれるボイルや、フックの法則の発見者フック、統計学の祖ペティなど、少壮気鋭の自然科学者でした。彼らはベーコンの科学哲学に影響されました。ボイルは、この会のことを「見えない大学」と呼びました。「見えない」と呼んだのは、当時のイギリスは清教徒革命が起こったばかりで議会派と王党派が対立しており、王党派に属していた自然科学者たちは沈黙を余儀なくされたから

でした。この「見えない大学」が母胎となって、王立理学会ができました。この会の正式名称は、「実験による自然的知識の改善のための王立協会」というものでした。つまり、実験による証明が重視されたのです。新しい法則や事実を発見した者は、アカデミーの全員の前で、その実験と証明をくりかえし見せなければなりませんでした。17世紀の科学的発見のほとんどは、この学会の会員によるといわれます。1703年以降は、アイザック・ニュートン（1642〜1727年）が王立理学会の会長になり、死去するまでその職を務めました。この学会がイギリスの科学革命に果たした力はきわめて大きいものがあります。

　王立理学会が自然科学中心なのに対して、英国学士院は文科系の学術団体です。その分野で卓越した業績をあげた人だけが会員（フェロー）になることができます。臨床心理学では、ロンドン大学精神医学研究所のデイビッド・クラーク（p.149）が英国学士院の会員です。

王立内科医師会：意表をつくモダンなビル

　再びリージェンツ公園に戻ります。ケンブリッジ・テラスのすぐ南に王立内科医師会（ロイヤル・カレッジ・オブ・フィジシャンズ）の建物があります。王立内科医師会は500年の歴史をもち、またテラス・ハウスに囲まれているので古典様式の建物かと思いきや、意表をついたモダンな建物です（写真9.4）。1964年に建てられたものです。

写真9.4　王立内科医師会
The Royal College of Physicians
11 St Andrews Place, Regent's Park, London NW1 4LE
http://www.rcplondon.ac.uk

王立内科医師会は、1518年にヘンリー8世によって作られた、イギリスで最も長い歴史のある医師会です。中世のヨーロッパでは、医療は主に修道院において僧たちによっておこなわれていました。近世になって、修道院から医学や病院が独立していくことになります。こうして医師たちは医師会を結成しました。

　ロイヤル・カレッジという名称ですが、カレッジとは、ここでは単科大学ではなく、医師会という意味です。カレッジという言葉はきわめて多義語です。ロンドン大学でカレッジといえば総合大学のことですし、オクスフォード大学やケンブリッジ大学でカレッジといえば学寮のことです。イートン校やウィンチェスター校のような私立高校（パブリック・スクール）もカレッジと呼ばれます。イギリスの教育制度を理解するうえで、面倒な概念のひとつがカレッジです。

　王立内科医師会の建物の中には、博物館や図書館があります。博物館には、医療用具、肖像画、銀器などが展示されています。図書館には、医学についての記録文書や生原稿などが保存されています。一般公開していますが、見学するには予約が必要です。建物の外には、薬草園（フィジック・ガーデン）が広がっています。

　また、公園の西側のテラス・ハウスのうち、サセックス・テラスの隣には王立産婦人科医師会のビルがあります。彫刻のある庭園がついています。

ロンドン大学ビジネス・スクールの裏表

　公園の西側のサセックス・テラスには、ロンドン・ビジネス・スクール（経営学大学院）があります。これはロンドン大学を構成する組織で（p.40　**表2.1**）、略称はLBSです。1966年に創設された新しい大学院で、この修士課程を出ると経営学修士（MBA）を得ることができます。教員は150名の大きな大学院で、経営学大学院として世界的に評価が高く、世界の121の国から年に1300名の学生が入学します。

　この大学で驚くのは建物です。テラス・ハウスのひとつを占め、風格のある古典的な建築です。こんなに壮大で美しい建物がロンドンの中央にあ

9 リージェンツ公園地区 189

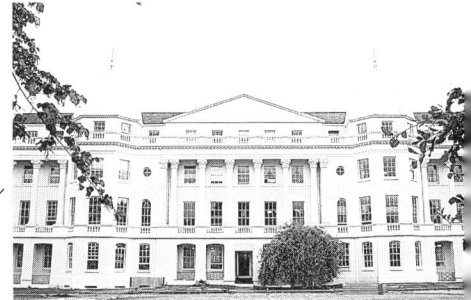

写真9.5 ロンドン・ビジネス・スクール
（リージェンツ公園に面した裏側）
London Business School
所 Regent's Park, London NW1 4SA
http://www.london.edu/

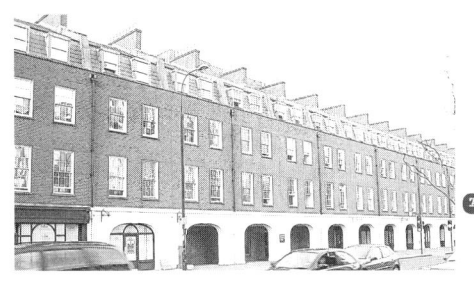

写真9.6 ロンドン・ビジネス・スクール（パーク通りに面した表側）

り、しかもこれが大学の建物かと驚くことでしょう（**写真9.5**）。前述のように、ナッシュが設計した新古典様式の建物です。

ロンドン・ビジネス・スクールの建物は、2つあります。裏側（東側）の建物はリージェンツ公園に面した美しい建物です。ところが表側（西側）の建物はパーク・ロードという大通りに面していますが、こちらは何の変哲もない古ぼけたビルです（**写真9.6**）。これほど裏表のあるキャンパスも珍しいでしょう。入口は、表側のパーク・ロードに面した建物にあります。

私はよくパーク通りを歩き、ロンドン・ビジネス・スクールの前を通ったのですが、こちら側があまりに変哲のない地味なビルなので、まさか公園側がこんなすばらしい建物であるとは思いもしませんでした。帰国していろいろと調べていくうちに、裏側の美しい建物に気がついたのでした。その地に長く住んでいても、興味をもって調べない限り、気がつかないことは多いものです。

なお隣のハノーバー・テラスは、作家H・G・ウェルズが住んでいたと

ころです。ウェルズは『タイムマシン』や『宇宙戦争』といったＳＦで有名ですが、晩年は社会主義団体であるフェビアン協会に参加し、文明批評の作品を書きました。そうしたウェルズがこのような貴族的な家に住んでいたことは意外です。ここには、英国の史跡「ブループラーク」が貼ってあり、ウェルズがこの地に住み、ここで亡くなったことが書かれています。

ウェストミンスター大学のメリルボーン・キャンパス

　地下鉄ベイカー・ストリート駅のあるメリルボーン通りには、マダム・タッソー蝋人形館やプラネタリウムなどがあるので、ロンドン観光で行かれる方も多いと思います。

　メリルボーン通りには、有名な大学が２つあります。ひとつはウェストミンスター大学です。マダム・タッソー蝋人形館の向かい側にあり、大きな新しいビルですので、かなり目立ちます（写真9.7）。

　ビルの中にはいると受付があり、ガードマンがゲートで身分証のチェックをしています。部外者は、これ以上中には入れません。

　ウェストミンスター大学は、1838年にイギリスで最初のポリテクニク（総合技術専門学校）として発足し、1992年に大学となりました。現在は２万3000名の学生が通う大規模大学で、11の学部をもち、４つのキャンパスがあります（ハロウ、キャベンディッシュ、リージェンツ通り、メリルボーン）。

　ここにあるのはメリルボーン・キャンパスで、建築学部と経営学大学院

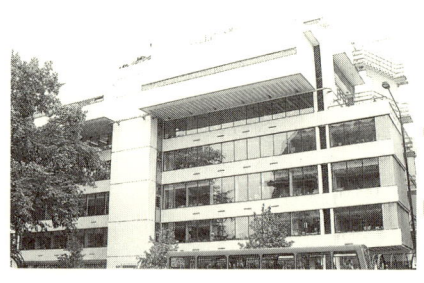

写真9.7　ウェストミンスター大学（メリルボーン・キャンパス）
University of Westminster
所 35 Marylebone Road, London NW1 5LS
http://www.wmin.ac.uk

があります。

　リージェンツ通りキャンパスには、社会・人文・言語学部があり、その中に心理学科があります。心理学科には、6人の教授をはじめとして30名の教員がいます。英国心理学会の公認健康心理士の養成大学院となっています。

　大学から南に10分ほど歩くと、ウォーレス・コレクションがあります。ここは国立美術館で、フランスの絵画の収集で有名です。

英国王立音楽院：多くのプロを輩出

　メリルボーン通りにあるもうひとつの大学は、英国王立音楽院（ロイアル・アカデミー・オブ・ミュージック）で、略称はRAMです。この大学は、ロンドン大学を構成する大学院です（p.40 **表2.1**）。

　1822年に創立されたイギリスで最も古い音楽専門教育機関です。**3**(p.74)で少し触れましたが、1794年に、チャールズ・バーニーがイタリアの音楽学校をモデルとして、ここに音楽学校を作ろうとしました。画家たちが王立芸術アカデミーを結成したのと時を同じくして、音楽家もアカデミーを結成しようとしたのです。このときはうまくいかなかったのですが、1822年には実現し、英国王立音楽院ができました。もともとは全寮制の音楽学校でした。

　現在はロンドン大学の大学院で、学生数は600名です。多くのプロの音楽家（声楽家、演奏家、指揮者、作曲家）を輩出しています。ベルリンフィル指揮者サイモン・ラトルや、エルトン・ジョンなどもここを出ています。ここで学んだ日本人の音楽家もたくさんいます。

　ベイカー・ストリート駅からメリルボーン通りを東に数分少し歩くと、かまぼこ型の建物が見えてきます（**写真9.8**）。この建物はデイビッド・ジャセフォウィッツ・リサイタル・ホールという音楽ホールで、2001年に建てられたものです。150人収容できるホールが地下に埋められていて、かまぼこ型の明かりとりだけが地上に出ているのです。

　写真9.8で右側に小さく写っているのが英国王立音楽院の本館です。

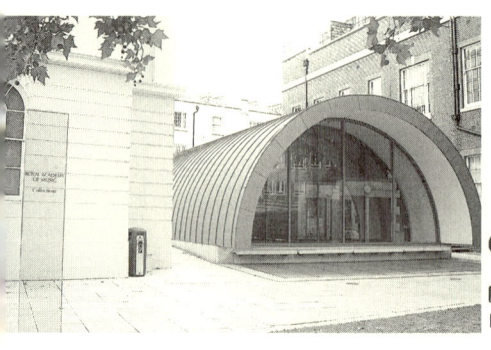

写真9.8 音楽ホールと英国王立音楽院
Royal Academy of Music
所 Marylebone Road, London NW1 5HT
http://www.ram.ac.uk

1911年に建てられたレンガ造り6階建ての大きなビルです。この中には、400人収容のホールや230人収容の劇場などがあります。

また、写真9.8 で左側に写っているのがヨーク・ゲートという建物で、この中には附属の博物館やダンス・スタジオ、ピアノ・ギャラリー、音楽練習用の個室などがあります。

博物館には、楽器のコレクション、楽譜、記録文書などが展示され、一般公開されています。音楽家の生演奏もあり、「生きた博物館」をめざしているということです。

大学のホームページには建物内部のバーチャル・ツアーがあるので、中に入った気分になります。

ウィンポール通り：医学地区

メリルボーン通りの南にデボンシャー・プレイスという通りがあり、その角にロンドン・クリニックという大きな建物があります。ここは、開業医のクリニックが集合したビルです。デボンシャー・プレイスを南下すると、ウィンポール通りと名前を変えます。ウィンポール通りには、医学関係の学会や博物館があります。

まず、英国歯科医師会（ブリティッシュ・デンタル・アソシエーション）のビルがあります。1879年に創設された歯科医師会で、1万8000人の会員がいます。

このビルには附属の博物館があり、歯学の歴史や医療道具について展示しています。火曜日と木曜日の午後1〜4時に一般公開しています（入場無料）。それ以外でも、予約すれば見学可能ということです。

　さらに南に行くと、王立医学会（ロイヤル・ソサエティ・オブ・メディスン）があります。1773年に設立されたロンドン医学会が、1834年から王立医学会となったものです。名誉会員には、ダーウィン、パストゥール、ジェンナー、フロイトらの名前があがっています。中にある図書館は、医学図書館として世界有数の規模を誇るそうです。このあたりは、地下鉄ボンド・ストリート駅の近くになります。

　ウィンポール通りには、病院や開業医のクリニックがたくさん集まっています。

シャーロック・ホームズとベイカー街

　リージェンツ公園のまわりは観光名所がいっぱいです。以下では、リージェンツ公園を起点にして、東西南北に歩いてみることにしましょう。

　公園の南側は、前述のメリルボーン通りです。マダム・タッソー蝋人形館やプラネタリウムなどがあります。マダム・タッソー蝋人形館はいつも入口で行列ができているので、私はまだ入ったことがありません。

　地下鉄ベイカー・ストリート駅の近くには、シャーロック・ホームズ博物館があります。コナン・ドイルの小説でホームズとワトソンが住んでいたベイカー街221番地の家を再現した博物館です。私が最初にロンドンを訪れたとき、時間が余って行ってみたのがここでした。玄関には、スコットランドヤードの警官（の扮装をした人）が立っています。1階はショップになっていて、ホームズ・グッズがたくさんあります。2階はホームズの書斎です。暖炉の前で、鹿打ち帽をかぶり、パイプをもったりできます。そこを、ハドソン夫人役の女性がカメラにおさめてくれます。3階はワトソンの寝室で、4階はホームズ・シリーズに出てくる場面が人形で再現されています。

　また、地下鉄ベイカー・ストリート駅の前にはホームズの像が建ってい

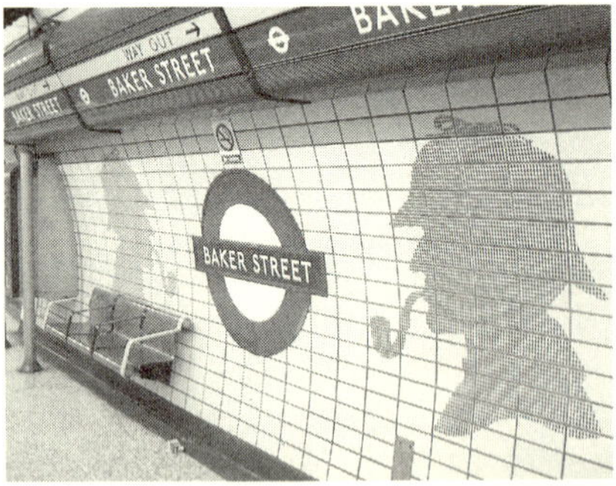

写真9.9 地下鉄ベイカー・ストリート駅にあるホームズのタイル絵

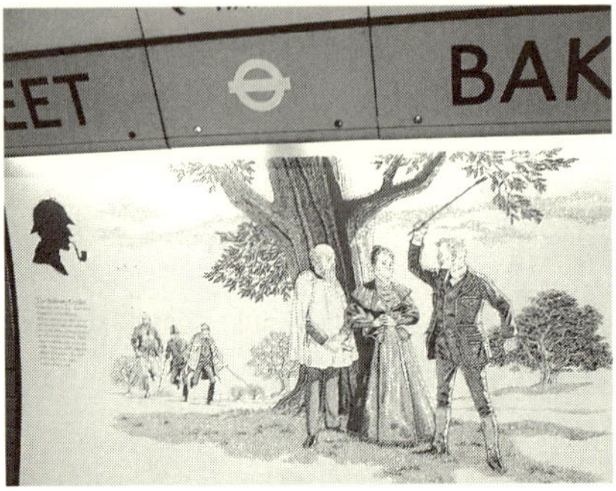

写真9.10 地下鉄ベイカー・ストリート駅にあるホームズの作品のイラスト

ますし、ホームズの扮装をした博物館の案内人が立っています。ベイカー・ストリート駅の中にも、ホームズの絵やタイルがあちこちにあります（写真9.9 と 写真9.10）。ホームズはパイプをくわえていますが、地下鉄の駅構内は禁煙です。写真9.9 の地下鉄のマークの上に小さな禁煙のマークが見えます。構内でたばこが吸える唯一の例外がホームズというわけです。

構内のジュビリー線のプラットフォームには、ホームズの有名な7作品の1シーンを描いたイラストが飾られています。7作品とは、『犯人は二人』『バスカヴィル家の犬』『美しき自転車乗り』『ライオンのたてがみ』『四つの署名』『赤髪組合』『まだらの紐』で、写真9.10 に示したのは、『美しき自転車乗り』です。私は留学中、精神医学研究所に通勤するときにジュビリー線ベイカー・ストリート駅を利用していたので、毎日のように見ていました。駅構内には「モリアーティ」という名前のパブがあります。これ

はホームズものに出てくる悪役の名前です。

　なお、ロンドンのホームズゆかりの地として、前述のセント・バーソロミュー病院（p.81）があります。シャーロック・ホームズにまつわるロンドンの名所については、たくさんの本が出ています。例えば、『シャーロック・ホームズへの旅』（小林司・東山あかね、東京書籍）などです。

プリムローズ・ヒル

　リージェンツ公園の北には、プリムローズ・ヒルという王立公園があります。

　動物園の入口から北へ行き、リージェンツ運河にかかる橋を渡ります。運河には船が通っていて、ここからリトル・ベニスへ行く船も出ています。橋を渡り少し歩くと、プリムローズ・ヒルです。広い公園で、小高い丘になっています。丘の頂上からはロンドンの風景がよく見え、見晴らしがよいので、気分が晴れます。頂上には、風景の説明プレートが建っています。1986年に建てられたものなので、それ以降の建物（例えば最も目立つロンドン・アイなど）は載っていません。この20年のロンドンの風景の変化を確かめるのも面白いものです。

　リージェンツ公園の西側は、パーク通りです。北西の方向には、セント・ジョンズ・ウッドがあります。地下鉄ジュピリー線のセント・ジョンズ・ウッド駅で降ります。ここには、ビートルズのアビー・ロード・スタジオがあります。この前の横断歩道で、彼らの最後のレコード『アビー・ロード』のジャケット写真が撮影されました。ここは「世界一有名な横断歩道」と呼ばれます。セント・ジョンズ・ウッドには、有名なクリケット場（ローズ・クリケット・グラウンド）があります。

　リージェンツ公園の東側はアルバーニー通りです。北東に行くと、地下鉄カムデン・タウン駅です。

10 ハイゲート地区

こんなに面白いハイゲート地区

地下鉄ノーザン線のアーチウェイ駅で降りると、ハイゲート地区です。ここはウィッティントン病院などの臨床施設が並び、医学地区とも呼べるところです。また、ここにはマルクスの墓があります。一見の価値がありますので、足を伸ばしてみませんか。周辺の略図を 地図13 に示しました。

黒猫マークのウィッティントン病院

地下鉄アーチウェイ駅を出るとハイゲート・ヒル通りです。この通りを北上すると、ウィッティントン病院があります。

この病院は、ロンドン大学のユニバーシティ・カレッジの医学部の教育施設になっている大学病院でもあります。もともとは天然痘の隔離施設と予防のための病院として建てられました。ジェンナーの種痘によって天然痘が根絶されたあと一般病院となりましたが、当時の隔離病棟の一部が現存するそうです。 写真10.1 に示すように大きな新しい建物で、メイン・エントランスから自由に中に入れます。2000人のスタッフが働いている大きな病院です。

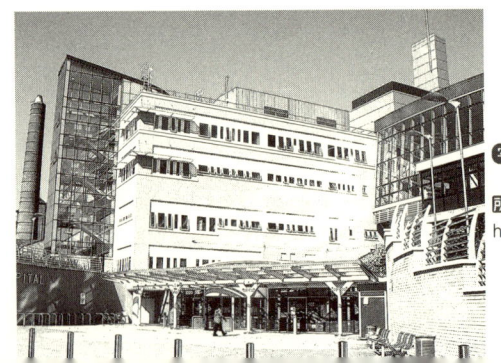

写真10.1 ウィッティントン病院
Whittington Hospital
所 Highgate Hill, London N19 5NF
http://www.whittington.nhs.uk

10 ハイゲート地区　197

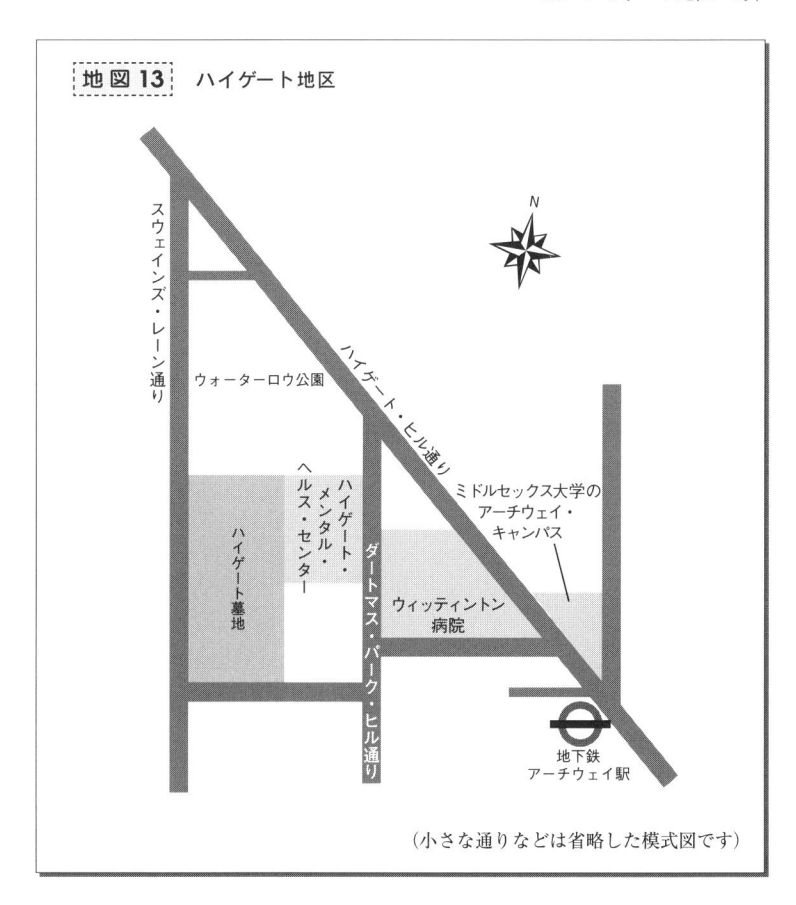

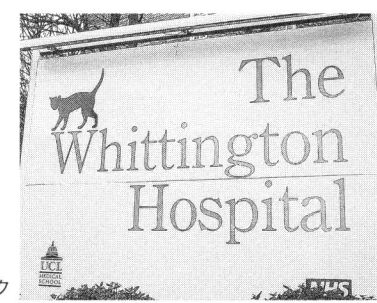

地図 13　ハイゲート地区

- スウェインズ・レーン通り
- ウォーターロウ公園
- ハイゲート・ヒル通り
- ハイゲート墓地
- ハイゲート・メンタル・ヘルス・センター
- ダートマス・パーク・ヒル通り
- ミドルセックス大学のアーチウェイ・キャンパス
- ウィッティントン病院
- 地下鉄アーチウェイ駅

（小さな通りなどは省略した模式図です）

写真 10.2　ウィッティントン病院の猫のマーク

写真10.2 にあるように、この病院のトレードマークは黒猫になっています。日本だったら縁起が悪いとされるでしょうが、なぜこうなったのでしょうか。

これには有名な逸話があります。ウィッティントン（1354〜1423年）は、14世紀にロンドン市長をつとめた伝説的な人物です。貧しい家に生まれた彼は華やかな生活にあこがれてロンドンに出て、商人の下僕となりました。しかし、料理女にいじめられ、商人の家から逃げ出しました。そして、ハイゲートのこの地までやってきたとき、悲嘆にくれた彼の耳に教会の鐘の音が聞こえてきました。この鐘は、自分に送られた励ましのメッセージのように聞こえました。これを聞いて、彼はロンドンに引き返しました。このときに彼が座っていた石（ウィッティントン・ストーン）というものが、ハイゲート・ヒル通りにあります。そこにはブループラークが貼ってあり、「ディック・ウィッティントンが心を変えた場所」と書いてあります。「ウィッティントン・ストーン」というパブも近くにあります。

ウィッティントンは猫を飼っていましたが、ある日、ネズミに悩む国の王様がこの猫を高額で買い取ってくれました。これを元手に商売をはじめて金持ちになり、ロンドン市長になりました。ちなみに、ウィッティントンは、ロンドンにはじめて公衆トイレを設置したことで知られているそうです。

ウィッティントンについては、『ディック・ウィッティントンと猫』（マーシャ・ブラウン著）という有名な絵本がありますし、戯曲にもなりました。南方熊楠もその著書の中で触れています。

この病院はウィッティントンにちなんで建てられたため、猫をトレードマークにしたわけです。

アーチウェイ・キャンパスとハイゲート・メンタル・ヘルス・センター

ウィッティントン病院のまわりには、いろいろな臨床施設が並んでいます。

ハイゲート・ヒル通りをはさんで病院の向かい側には、ミドルセックス大学のアーチウェイ・キャンパスがあります。ミドルセックス大学は、

1992年にポリテクニクから昇格した新しい大学で、健康社会科学部のキャンパスがここにあります。薬草医学（ハーブ医学）、漢方医学、性医学の研究所やクリニックが並んでいます。

このキャンパスには、ロンドン大学のユニバーシティ・カレッジ・ロンドン（UCL）の医学部もあります。

また、ウィッティントン病院の奥のダートマス・パーク・ヒル通りに出ると、北の方向に教会の尖塔がみえます。道路の左側にウィッティントン病院の一部（ハイゲート棟）があります。

少し先には、ハイゲート・メンタル・ヘルス・センターという大きな精神病院があります（写真10.3）。「中に入るには必ず受付で報告してください」という看板があり、自由に中に入れるわけではありません。

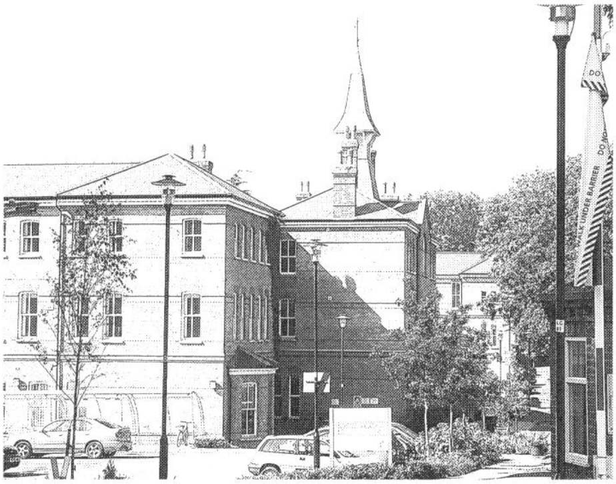

写真10.3　ハイゲート・メンタル・ヘルス・センター

マルクスが眠るハイゲート墓地

このセンターの隣はハイゲート墓地になっており、ここにマルクスの墓があります。墓地に行くには、ダートマス・パーク・ヒル通りを北へ行き、ウォーターロウ公園に入ります。公園を抜けて、スウェインズ・レーン通りに出ると、隣がハイゲート墓地の入口です。墓地の入り口には老年の女性が立っていて、墓の入場料2ポンドを集めていました。マルクスの墓の写真を撮るには、さらに1ポンドとられます。入り口から直進し、左に曲

がると、異様な墓石が見えてきます。まわりの墓石はビクトリア朝様式で優雅な彫刻が施してあり、美しいものです。そうした優雅な雰囲気の中で、マルクスの墓はいっそう異様です。マルクスの巨大な首が墓石の上に乗っているのです（写真10.4）。一見の価値はありますが、夢に出てきそうな奇怪な墓です。

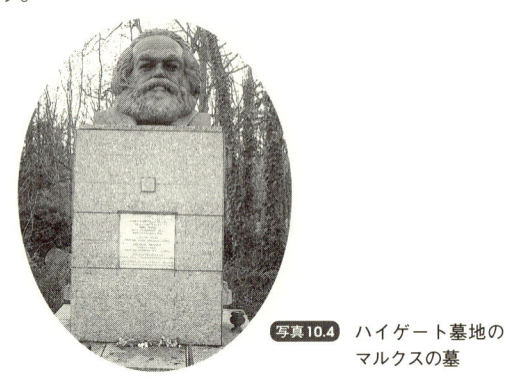

写真10.4 ハイゲート墓地のマルクスの墓

カール・マルクス（1818〜1883年）は、1849年にイギリスに亡命し、大英博物館の図書室で『資本論』を書き、ロンドンで亡くなります。ロンドンにはマルクス記念図書館もあります（地下鉄ファリントン駅）。

連合心理学の体系家スペンサーの墓

このハイゲート墓地には、マルクスのほかにも連合心理学者スペンサーの墓があります。

ハーバード・スペンサー（1820〜1903年）は、イギリス経験論の集大成ともいうべき『総合哲学体系』全10巻をあらわしました。これは完結するまで40年近くを要した大著です。第1巻『第1原理』、第2・3巻『生物学原理』、第4・5巻『心理学原理』、第6・7・8巻『社会学原理』、第9・10巻『倫理学原理』という構成です。スペンサーはこの本で、星雲の生成から人間社会の道徳的原理まで、すべてのことを「進化」の原理で説明しようとしました。何でも体系化するので、「体系愛好家」などと揶揄

されました。

　心理学については、第4・5巻『心理学原理』に述べられています。1870年に発表されたこの本で、連合の法則から心理現象を説明する連合心理学を体系化しました。その際にダーウィンの進化論を用いて、心理の発達を体系化しました。この考え方は、動物心理学や比較心理学、遺伝的心理学の発達をうながすことになりました。

　また、社会学をイギリスで最初に体系化したのもスペンサーでした。スペンサーは第6・7・8巻『社会学原理』の中で、生物有機体のアナロジーから社会有機体説を説き、そして、軍事型社会から産業型社会への社会進化を論じました。こうした社会進化論的な考え方は、イギリスの社会全体に大きな影響を与えることになりました。

　スペンサーの影響を受けた神経学者として、ジャクソン（1835〜1911年）が有名です。彼はスペンサーの哲学に大きな影響を受けて、神経系の進化と解体についての理論を立て、神経症状を陰性症状と陽性症状に分けました。ジャクソンの思想はジャクソニズムと呼ばれるようになり、のちにフランスのリボーやエイの精神医学に大きな影響を与えました。

　このハイゲート墓地には、マルクスやスペンサーのほかにも、作家ジョージ・エリオット、物理学者のマイケル・ファラディ、俳優ラルフ・リチャードソンの墓があります。訪れる人も多く、墓地を案内してくれるガイドツアーもあるそうです。時間があれば、参加するのも面白いでしょう。

ハムステッド・ヒースのハイゲート池を見に行く

　ハイゲート地区の近くには巨大な草原ハムステッド・ヒースがあります。ウィッティントン病院からハムステッド・ヒースまで、歩いて15分ほどです。途中、ハイゲート墓地を南側の道路から見ると、荒れ果てて、寂しい印象があります（写真10.5）。この墓地のあたりがブラム・ストーカーの小説『吸血鬼ドラキュラ』の舞台にもなったのもうなずけます。

　ところが、ハムステッド・ヒースに近づくにつれて、きれいな庭付きの

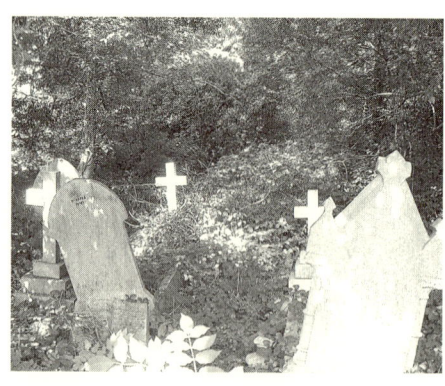

写真10.5 裏側から見たハイゲート墓地

住宅が並ぶようになり、高級住宅地となってきます。病院から15分ほどでハムステッド・ヒースの東側の入口につきます。ハムステッド・ヒースは広い公園で、一面芝生が生えています。晴れた土曜日の朝に行ったので、犬の散歩をする人やジョギングをする人がいっぱいで、非常にのどかでした。『吸血鬼ドラキュラ』の雰囲気とは正反対でした。

　ハムステッド・ヒースには18個の池があり、1～18まで番号がついています。公園の西側に10個（1～10番）が点在し、東側に8個（11～18番）が並んでいます。西側の8～10番が「ハムステッド池」と呼ばれ、11番ウッド池と12番コンサート池はケンウッド・ハウスの池となっています（p.31）。

　一方、13～18番は「ハイゲート池」と呼ばれます。ハムステッド池はハムステッドの丘のふもとにありますが、ハイゲート池はハイゲートの丘のふもとにあります。ハムステッド池とハイゲート池は1キロくらい離れていて、その間にパーラメント・ヒルという小高い丘があります。断面図を描くと、図のようになっています。

　ハイゲート池の6つには、それぞれ次のような名前がついています。

　13番：ストック池／14番：水泳池（女性用）／15番：バード・サンクチュアリ池／16番：モデル・ボート池／17番：水泳池（男性用）／18番：ハイゲート第一池

　14番と17番は水泳池で、あまりきれいな水ではありませんが実際に人

10 ハイゲート地区

が泳いでいました。写真10.6は最も美しいモデル・ボート池です。

6つの池はきれいに並んでいます。昔はみんなつながっていて、ひとつの池か川をなしていたことが想像できます。斜面に棚田のように並んでいて、それぞれの池の水面の高さは違います。上の池の水がパイプで下の池へ下りるシステムになっていて、いちばん下の池からフリート川に流れ込みます。

フリート川の源流は2つあり、ハイゲート池とハムステッド池です。ハイゲート池の近くには、マルクスの墓があるハイゲート墓地があります。また、ハムステッド池での近くには、フロイトの墓があるゴールダーズ・グリーンがあります（p.28）。

20世紀に最も大きな影響を与えた思想家はマルクスとフロイトといわれますが、そのふたりが同じくフリート川の源流に埋葬されたのは興味深いことです。これについて、次章で考えてみることにしましょう。

写真10.6 ハイゲート池（モデル・ボート池）

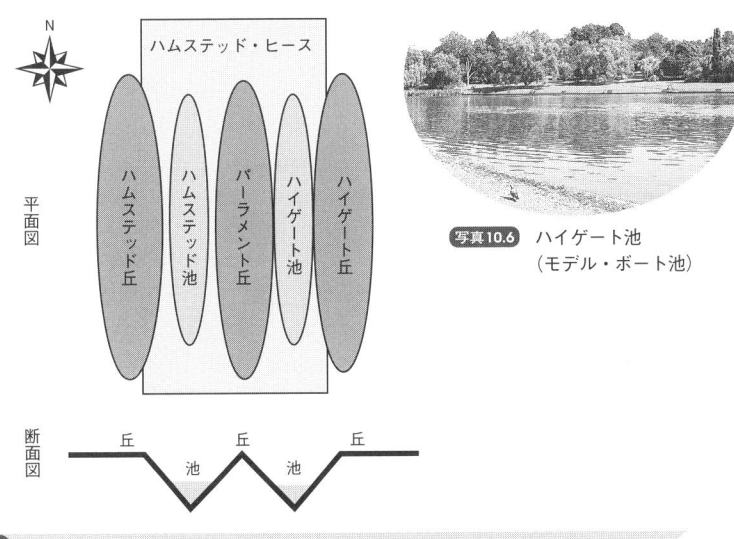

図 ハムステッド地区とハイゲート地区の地形

11 ロンドン こころの臨床ツアーの底流をさぐる

こころの臨床ツアーとフリート川・タイバーン川の不思議な関係

　本書では、ロンドンの大学や病院を中心に回ってきました。本書をまとめていて、あることに気がつきました。そして、愕然としました。というのは、今回の臨床ツアーで取り上げた地区は、ほとんどが2本の川の周辺にあったからです。それは、フリート川とタイバーン川です。いずれもハムステッド地区に源流があり、テムズ川に注ぎます。日本ではほとんど知られていません。というのは、これらの川はすでに地下に埋められ、暗渠となっているからです。この2つの川の流れをたどると、ロンドンの裏の顔が見えてきます。

　フリート川とタイバーン川の流れを 地図14 に示しました。

フリート川：ハムステッド池とハイゲート池に発す

　フリート川の源流は2つあります。一方は **1** で述べたハムステッド池、もう一方は **10** で述べたハイゲート池です。

　2つの支流はカムデンタウンで合流し、キングス・クロス駅の近くを通り、バービカン地区のファリンドン通りに沿って南下し、テムズ川に流れこみます。

　18世紀には川を地下に埋設する工事がはじまり、1870年頃にはフリート川は完全に地下にもぐってしまいました。ちょうど東京の「渋谷」という谷にあった渋谷川が暗渠化されて地中に埋設されてしまったようなものです。

　フリート川は今では見ることはできませんが、川の流れに沿って電車が走っています。ブラックフライアーズ橋からキングス・クロス駅までは、シティ・テムズリンク線が走っています。またキングス・クロス駅以北は、

11 ロンドン こころの臨床ツアーの底流をさぐる 205

地図 **14** ロンドンこころの臨床ツアーの深層をさぐる

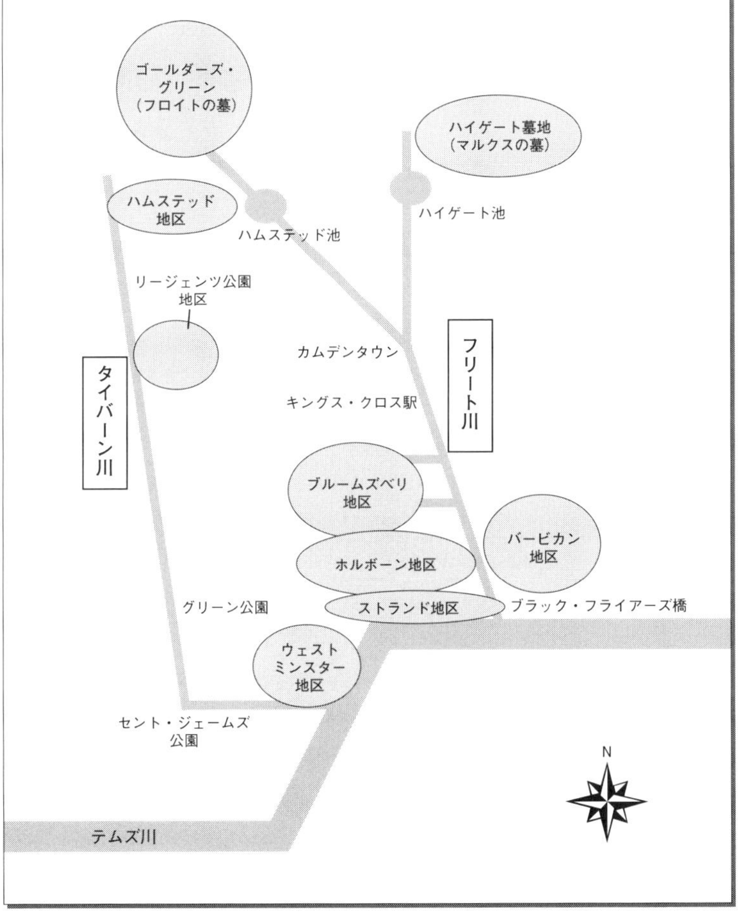

- ゴールダーズ・グリーン（フロイトの墓）
- ハイゲート墓地（マルクスの墓）
- ハムステッド地区
- ハムステッド池
- ハイゲート池
- リージェンツ公園地区
- カムデンタウン
- キングス・クロス駅
- タイバーン川
- フリート川
- ブルームズベリ地区
- ホルボーン地区
- バービカン地区
- ストランド地区
- グリーン公園
- ブラック・フライアーズ橋
- ウェストミンスター地区
- セント・ジェームズ公園
- テムズ川

N

だいたい地下鉄ノーザン線と重なっています。

タイバーン川：西ハムステッドに発す

　一方、タイバーン川は西ハムステッド地区に源を発します。ちょうど**1**で述べたフログナール通り (p.33) のあたりです。川はフィンチリー通りに沿って南下します。**1**で述べたフロイト博物館 (p.12) は高台にあり、下界のフィンチリー通りが窪地で、川が流れていたことがよくわかります。川は今の地下鉄ジュビリー線のスイス・コテージ駅、セント・ジョンズ・ウッド駅あたりを通って、リージェンツ運河と交差します。ここでは、タイバーン川は巨大な導管を通って、運河の上をまたいでいます。この導管は実際に見ることができます。

　その後、タイバーン川は、リージェンツ公園のボート池に注ぎます（写真11.1）。ここで地上に姿をあらわします。

　リージェンツ公園のボート池に貯まった川水は、東の部分から地下にもぐります。地下鉄ジュビリー線のボンド・ストリート駅や有名なデパート

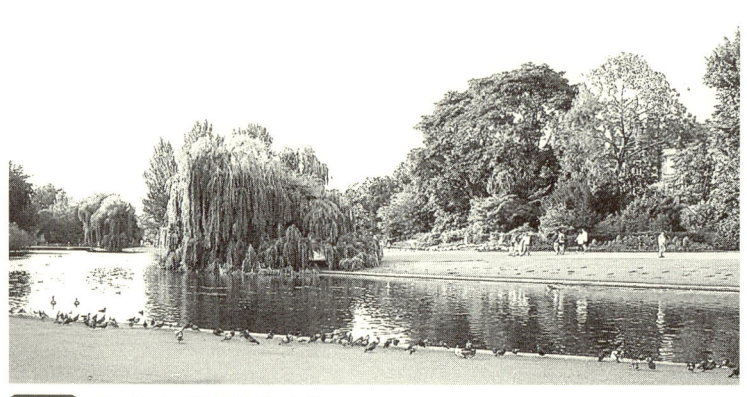

写真11.1　リージェンツ公園のボート池

のセルフリッジの近くを通ります。グリーン・パーク駅の近くからグリーン公園の地下をもぐり、セント・ジェームス公園の池に注ぎ、再び地上に顔を出します。そして再び地下に潜り、現在のウェストミンスター寺院のあたりを通り、最後はテムズ川に注ぎます。エンバンクメントのあたりに、タイバーンがテムズ川に注ぎ込む水の出口があるそうです。

　タイバーン川も、今は地下に埋設されて、地中のパイプの中を川水が流れています。

　タイバーンという言葉を聞くと、ロンドン子は絞首台を連想してギクッとするそうです。これはタイバーン川の近くのマーブル・アーチ（ハイド・パークの北東の角）に、1388〜1783年まで400年もの間、タイバーン公開絞首台が設けられていたからです。ここで処刑された人は5万人にのぼります（『ロンドン事典』）。最も有名なのは、清教徒革命のクロムウェルです。彼は病死して埋葬されましたが、王政復古が起きると、遺体は墓から掘り出されてタイバーン絞首台で吊るされたということです。相当な恨みをかったのでしょう。

　タイバーン絞首台は、医学の進歩とも関係があります。絞首刑となった遺体が解剖用に使われたからです。外科医師の教育には人体の解剖が必要ですが、当時のイギリスの外科医は解剖ができるだけの遺体を合法的に集めることができませんでした。そこで、処刑された罪人の遺体をもらって解剖しました。遺体が下ろされると、それをめがけて群衆が殺到したそうです。処刑された遺体の足に触れると霊験が得られると信じられていたからです。また、遺体を解剖用に使おうとする外科医が雇った男たちがあらわれて、遺体の奪い合いが起こりました。

フリート川対タイバーン川の戦い

　フリート川やタイバーン川という名前は、決して歴史の中に忘れられたわけではありません。今でもロンドン市民にとってはおなじみの名前です。それは、例えば、以下のようなエピソードにあらわれています。

　タイバーン川の流れは、現在の地下鉄ジュビリー線とほぼ同じです。地

下鉄ジュビリー線は、1965年に計画されたときは「フリート線」という路線名だったそうです。テムズ川北岸のフリート川のあたりを通る計画だったからです。しかし予算の関係などで、タイバーン川に沿って走ることになりました。つまり、タイバーン線とフリート線が戦って、タイバーン線が勝ったわけです。

路線名は「タイバーン線」となってもよかったのですが、前述のようにタイバーンという名前は絞首台を思い出させるために、1977年のエリザベス女王のシルバー・ジュビリー（即位25周年）を記念して「ジュビリー線」と変更されたのでした。名前については痛み分けでした。

こころの臨床ツアーとフリート川・タイバーン川の不思議な関係

本書で取り上げた地区には共通して、2つの川が流れているのです。

地図14に示すように、フリート川は、**1**のハムステッド地区と**10**のハイゲート地区に源流があります。そして、**2**、**3**のブルームズベリ地区と、**5**で触れたホルボーン地区を流れます。ホルボーンという名前はもともと「神聖な水の流れ」という意味で、フリート川から注いでくる水流のことでした。そして、**4**のバービカン地区と**5**のストランド地区を流れて、テムズ川に流れ込みます。

また、タイバーン川は**1**のハムステッド地区に源流があり、**9**のリージェンツ公園地区を流れ、**6**のウェストミンスター地区でテムズ川に流れ込みます。

これらの川は地下に埋められていますので、ロンドンを歩いていても川の流れを見ることはありません。だから気がつかなかったのかもしれません。

なぜこころの臨床ツアーは川の周辺なのか

私は、2002年のロンドン留学中に訪れた大学や病院の体験をもとに本書を書いたのであって、これらの川のことを知っていたわけではありませ

ん。川のことについて気がついたのは2007年でした。文献や地図などで調べていて、はじめてこれらの川について知りました。ロンドンでこころの臨床に関係のある場所を探していくと、偶然にも、フリート川かタイバーン川の周辺に集中していたわけです。

果たしてこれは偶然でしょうか。なぜこのようなことになったのでしょうか。

チェンバースの『シークレット・シティ・ロンドン』(佐藤茂男訳、北星堂書店) という本によると、ロンドンで「幽霊が出た」という報告を調べると、その75％は川の埋め立て地やその周辺で起きているということです。こうしたことから、チェンバースは、「地下の川が超常現象をおびきよせる」といった解釈をしています。しかし、もっと科学的な解釈もできるでしょう。

教会と病院と大学の密なる関係

チェンバースの本によると、ある病院で気管支炎患者を調べたところ、フリート川の周辺地に住んでいた人が多かったそうです。つまり、フリート川の周辺は谷間の湿地帯になっていて、その湿気から病気が発生しやすかったのでしょう。東京にも暗渠となった川はたくさんありますが、そのような場所は湿気が多くて、住むのにはたいへんだという話をよく聞きます。

フリート川やタイバーン川は、昔は汚水の排水溝ともなっていたので、なおさら不潔でした。川に落ちて、ドロに埋まって死んだ人もいたということです。不衛生な地区であり、病気も多かったでしょう。

病気が多く発生すれば、病人を救おうとして、修道院において医療行為がおこなわれるようになるでしょう。内科医や外科医が専門化するはるか以前から、修道院や教会では医療行為がおこなわれていました。こうした修道院や教会の医療施設から、病院が生まれてくるのです。病院のルーツは修道院にあります。

シティで最も早くできたセント・バーソロミュー教会に附属して、セン

ト・バーソロミュー病院が作られました。この病院はロンドン最初の病院です。この病院がフリート川のほとりにできたのは偶然ではないでしょう。そして、この病院からロンドンの医学が発達するのです。ヘンリー8世はイギリスの修道院を解体してしまい、それによって病院解体・医療解体に向かいかけました。しかし同時に、王立内科医師会（p.187）や王立外科医師会（p.83）を作り、医師の専門化を進めたのもヘンリー8世でした。

さらに、谷間の湿地帯であれば、住宅地としては立地条件が悪かったでしょう。このため、タイバーン絞首台やニューゲート監獄（公開死刑場）のような施設もこのあたりに作られました。また、墓地などに利用されやすかったでしょう。ハイゲート墓地やゴールダース・グリーンの墓地も、フリート川の近くにあります。また、墓地のまわりには教会が建つでしょう。ゴールダース・グリーンにも、たくさんの教会がありました。

こうした地区で「幽霊が出た」という報告が多いのは、いろいろな病気によって幻覚が発生しやすい地域だったからでしょう。墓地が多い場所では、こうした幻覚が神秘的・オカルト的な意味をおびて解釈されても不思議ではありません。また、教会が多く、宗教的な雰囲気がある場所なら、こうした幻覚が宗教的な意味をおびて解釈されても不思議ではありません。

さらに、教会のまわりには大学ができます。オクスフォード大学やケンブリッジ大学やパリ大学の例を引くまでもなく、大学はそもそも教会の付属物として、神学を研究する機関でした。ロンドン大学のあるブルームズベリ地区もそうです。ユニバーシティ・カレッジ・ロンドン（UCL）の中心には大学教会が建っています。UCLがフリート川の周辺にあることも不思議ではありません。

歴史的には、教会のまわりに病院や大学ができました。したがって、ロンドンの病院や大学をめぐると、必然的に、そのルーツである教会や修道院のまわりを回ることになったのでしょう。そして、教会や修道院ができやすかった川という環境に行き着いたのでしょう。それで、フリート川やタイバーン川の周辺をうろつくことになったのかもしれません。

フリート川の源流に埋葬されたマルクスとフロイト

　もうひとつ、興味深い偶然を発見することができます。

　20世紀に最も大きな影響を与えた思想家はマルクスとフロイトといわれます。その2人のユダヤ人がともに異国の地ロンドンに葬られています。

　この背景には、ナチスの迫害によるユダヤ人の大量亡命があります。マルクスとフロイト親娘だけでなく、精神分析のメラニー・クライン (p.17)

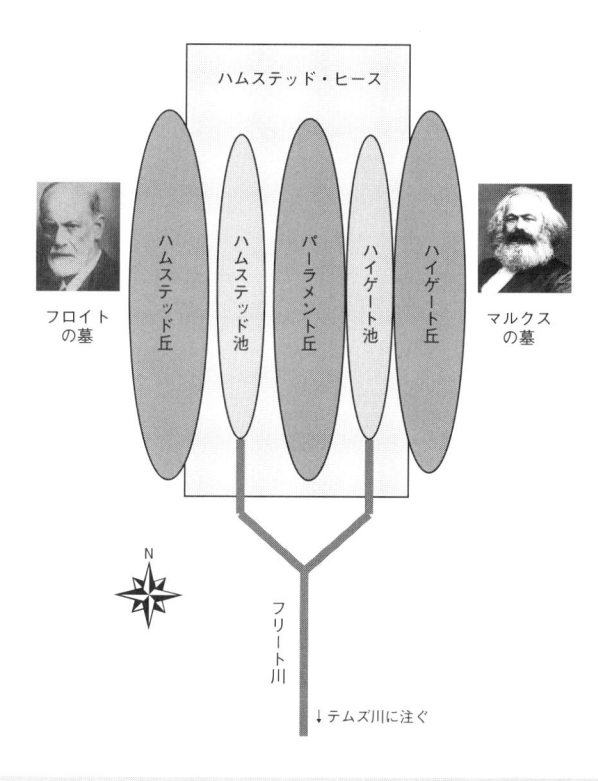

図　フロイトとマルクスとフリート川

や、マンハイム（p.46）、アイゼンク（p.147）らも、この時期にドイツからロンドンに渡ってきました。ナチスが世界の文化に与えた傷の深さを示しています。ユダヤ人を受け入れたロンドンに多くのユダヤ人の知識人が眠っていることは偶然ではないかもしれません。

さらに、マルクスとフロイトがともにハムステッド地区の周辺に埋葬されたのは興味深いことです。

ついでにいうと、夏目漱石も一時はこの近く西ハムステッド地区の下宿に住んでいました。

もうひとつの偶然とは、マルクスとフロイトもフリート川の源流の地に葬られているということです。図をご覧ください。フリート川の2つの支流は、一方ではマルクスの墓のあるハイゲート墓地あたりに源があります。他方ではフロイトの墓のあるゴールダース・グリーンに源があり、これは偶然ではありますが、非常に象徴的なことではないでしょうか。20世紀を代表する2名の革命的な思想家が、ともにフリート川の源流に眠っているわけです。

こころの臨床の時代的変化を象徴するフリート川

21世紀に入ると、マルクスとフロイトという革新的な思想も、その影響力は決定的に低下してしまいました。マルクス主義国家は次々とつぶれました。一方、フロイトの精神分析学は、20世紀には世界の精神医学や臨床心理学を席巻しましたが、21世紀に入ると認知行動療法に主流の座を奪われ、影響力を失いつつあります。

フリート川は、今では過去の遺物としてコンクリートでふさがれてしまっています。川の水を直接見ることはできません。これはまさに、マルクスとフロイトの思想を象徴していないでしょうか。

前ページの図を見ていると、ちょうど20世紀の思想図を見ているような気持ちになります。21世紀には精神分析学は地下に葬られ、認知行動療法という新たな革命が起きています。この流れは世界中に広まりつつあります。

ロンドンという街はそもそも、このように世界的な歴史の流れが重層する都市なのでしょう。ロンドンを歩くと、世界の流れと歴史をじかに感じることができます。これこそがロンドンの魅力なのかもしれません。

あとがき

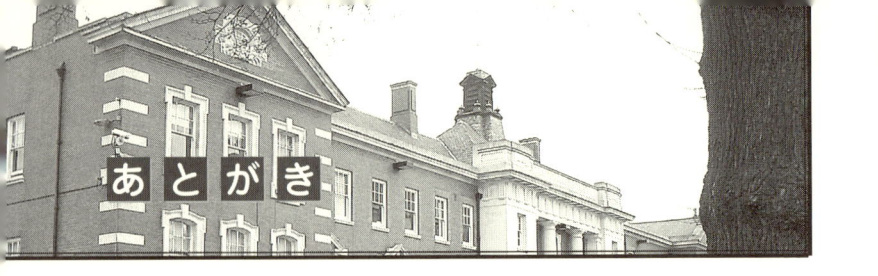

●──イギリス：科学的臨床心理学を生んだ土壌

　私が2002年に留学したときは、イギリスそのものに興味があったわけではありません。私は、いたずらに「イギリスのものは何でもよい」とする外国崇拝の輩ではありませんし、イギリスの文化を研究している者でもありません。社会システムや社会の情報化など多くの側面においては、日本はすでにイギリスを追い越しており、イギリスに学ぶところは少ないとすら思っています（これについては、いつか機会があればまとめてみたいと思っています）。

　私の留学の目的は、精神病についての臨床心理学研究でした。研究する中で、私はイギリスの科学的な臨床心理学や認知行動療法に接して、目を開かれる思いをしました。「日本の非科学的な臨床心理学はこのままではいけない」と危機感を深めていた私は、イギリスの臨床心理学をモデルにして、日本の臨床心理学を変えなくてはならないと強く思いました。

　そこで私は、イギリスの臨床心理学をよく知り、それを日本に伝えたいと思い、留学中に多くの専門家に会ってインタビューし、資料を集めることにしました。イギリスでインタビューした心理学者や精神医学者は60名にのぼります。これをもとに、帰国後、数年かけて、拙著『認知行動アプローチと臨床心理学』（金剛出版）を出すことができました。

　こうした中で、科学的な臨床心理学を生んだイギリスという場所にも興味をもつようになってきました。また、日本の臨床心理学を変えるためには、自分が勉強するだけではなく、ひとりでも多くの専門家にイギリスに行っていただき、イギリスの臨床心理学や精神医学を知っていただくことが大切だと思うようになりました。そうした考えの一環として私は本書を書きました。

● ――ロンドンの魅力：最先端と歴史の交錯

　ロンドンは、国際政治や経済や芸術・ファッションなどで話題になることが多いのですが、本書を読んでいただいた読者は、ロンドンが医学や心理学の中心地であることがおわかりいただけたと思います。

①フロイト親子が亡命して以来、ロンドンは精神分析学の国際的中心でした。
②ロンドンは医学の中心です。よく、人文科学のオクスフォード大学と、自然科学のケンブリッジ大学が比べられますが、医学ではロンドン大学が中心です。1990年代まで、ロンドンには12校もの医学校がありました。ほかの地には見られない多さです。
③モーズレイ病院やそこに併設された精神医学研究所は精神医学の世界的中心地です。
④モーズレイ病院はまた、アイゼンクが活躍し、臨床心理学の発祥の地でもありました。精神医学研究所は臨床心理士の指定校として、イギリスで最も人気のある学科です。
⑤ロンドンは連合主義心理学が育った場所でもあり、ロンドン学派と呼ばれるほど心理学の世界的中心のひとつです。
⑥認知行動療法について、ロンドンは、ベックを生んだフィラデルフィアと並んで世界の中心のひとつです。
⑦ロンドンほど医療系の博物館の多いところはありません。そもそも、大英博物館やナショナル・ギャラリーに代表されるように、ロンドンは博物館の発祥の地なのです。

　私が本書を通して訴えたいことは、ロンドンの臨床心理学や精神医学にじかに触れていただきたいということです。

● ――**精神分析から認知行動療法革命への歴史をたどる旅**

　本書の構成には、ひとつの仕掛けがあります。つまり、歴史を過去から現在にたどるという構成です。これによって、臨床心理学や精神医学の主流が精神分析学から認知行動療法へと移っていることがご理解いただけた

でしょう。

　臨床心理学や精神医学では、今、静かな革命が起こっています。1990年代に確立した認知行動療法は、これまでの精神分析療法にかわって、主流の座を占めるようになりました。7で述べたように、私が留学した精神医学研究所は、認知行動療法の革命の牙城でした。こうした革命の現場に立ち会うことができて、心理学者としてこれ以上の幸福はありません。研究所で学んだ臨床心理学を日本に還元することは、私の使命のようにも感じられたものです。

　イギリスでは、「科学者－実践家モデル」をベースにして、科学にもとづいた臨床心理学や、エビデンスにもとづいた臨床心理学が主流です。その背景には、イギリス政府が「エビデンス（実証）にもとづく健康政策」を打ち出したことがあります。

　イギリスの臨床心理学を支え、心理士の資格制度を管理しているのは英国心理学会です。学会のビルは巨大です。日本の心理学会の事務所がマンションの一室を借りているのと比べると、桁が違うことが実感できるでしょう。日本では、現場での養成制度も未発達ですし、心理士の国家資格も実現していません。

　また、例えば、ユング派の事務所を見ると、とても小さいことに驚かれることでしょう。日本の心理臨床では力のある流派も、イギリスでは神秘主義扱いです。ほとんど力がないことが実感できます。日本では、まだ精神分析学の影響が強く、認知行動療法はまだ定着していません。この分野では、日本の常識は世界の非常識なのです。

　ひとりでも多くの臨床心理士が世界の臨床の現場を見て、日本の現状を自覚し、それを変えていただきたいと願っています。私がこの本を書いた真のねらいは、日本の臨床心理学の国際化（開国）にあります。本書は、日本の教科書では学べない「生きた世界臨床心理学入門」をめざしました。

● ──生きたイギリス精神医学入門

　また、イギリスの精神科医療は、病院から地域医療（コミュニティ・ケア）へと大転換を遂げました。日本にいると、精神病院のビルは巨大であ

り、脱病院化とかコミュニティ・ケアといってもピンときません。しかしイギリスに行くと、脱病院化を目で見て実感することができます。イギリスの精神病院は小さな建物です。有名なモーズレイ病院も、意外に小さくて驚きます。町のいたるところにコミュニティ・ケアの施設があり、町中のふつうのマンションが事務所になっています。そういう意味で、本書は、日本の教科書では学べない生きた精神医学入門ともなるでしょう。

　このように、本書は、「もうひとつの臨床心理学入門」「もうひとつの精神医学入門」をめざしました。臨床家は、主に個人の心的世界にかかわる仕事をしているので、広く世界に目を向ける機会は少ないかもしれません。しかし、世界の臨床家の仕事に目を向けて、そこから学ぶことはとても大切です。

●――原点はウェストミンスター宮殿の美しさ

　イギリスの臨床心理学を調べるために、私は留学中からイギリス中の大学や病院や図書館を回りました。帰国後も、毎年のように国際学会や旅行でイギリスを訪ねました。こうした体験の中から、ロンドンのイメージが固まってきました。

　原点はウェストミンスター宮殿です。6で述べましたが、留学中に治療効果研究の方法論を勉強するためにセント・トーマス病院を毎週のように訪ねました。そのたびに、病院から見えるウェストミンスター宮殿の姿に感動しました。こうした体験を伝えたいと思いました。この体験が核となり、ハムステッド地区やブルームズベリ地区などでの発見が積み重なりました。

●――アカデミック観光の可能性

　また、留学しているときに日本から何人かの客が来てイギリスを案内する機会がありました。このようなガイド役をするうちに、臨床施設や大学の資料や地図を集め、自然に臨床ツアーのガイドブックができてきました。これをもとにホームページ「ロンドン通信」を作り、本書が生まれたというわけです。

このように、ガイドブックの骨格は自然に形作られたのですが、細部を裏づけるために資料を探したりする作業は意外に時間がかかり、帰国してから6年以上たってしまいました。ロンドンについて書かれた本もいくつか出版されており、それらを読めば読むほど、ロンドンは面白いと思うようになりました。本書では、そうした面白い役に立つ本を紹介するように努めました。

　病院と大学という2つの面から見てみると、ロンドンの別の顔が見えてきます。バラバラだったロンドンのイメージがひとつの形を作りはじめました。このような観点からロンドンをとらえた本はあまりありません。フリート川やタイバーン川のことは予期せぬ発見でした。これに気がついたときは、私自身たいへん驚きました。フロイトの思想は21世紀になって影響力を失い、今では認知行動療法にとってかわられています。本書をまとめながら、20世紀と21世紀の思想史を体感することができました。

　今後、ロンドン以外のイギリスやアメリカについても、「こころの臨床ツアー」を企画していく予定です。

　最後になりましたが、雑誌への連載と出版を快く引きうけていただいた星和書店の石澤雄司社長と編集部の近藤達哉さんに深く感謝いたします。

2008年8月

　　　　　　　　　　　　　　　　　　　　　　　　　　　丹野　義彦

■著者略歴

丹野　義彦（たんの　よしひこ）

1954年生まれ。
1978年　東京大学文学部心理学科卒業
1985年　群馬大学大学院医学系研究科修了
現在　東京大学大学院総合文化研究科教授

主な著書に、『講座臨床心理学』全6巻（東京大学出版会、共編）、『エビデンス臨床心理学』（日本評論社）などがある。

ロンドン　こころの臨床ツアー

2008年10月30日　初版第1刷発行

著　者　丹野　義彦

発行者　石澤　雄司

発行所　㈱星和書店

東京都杉並区上高井戸1－2－5　〒168-0074
電話　03(3329)0031（営業）／03(3329)0033（編集）
FAX　03(5374)7186
http://www.seiwa-pb.co.jp

©2008　星和書店　　Printed in Japan　　ISBN978-4-7911-0684-4

対人恐怖とPTSDへの認知行動療法

ワークショップで身につける治療技法

[著] デイビッド・M・クラーク、アンケ・エーラーズ
[監訳] 丹野義彦

A5判　212頁　本体価格 2,600円

認知行動療法――世界の臨床心理学にパラダイム・シフトをもたらした理論と実践をわかりやすく紹介・解説した本書。社会不安障害への認知行動療法で著名なデイビッド・M・クラークと、PTSDへの認知行動療法で著名なアンケ・エーラーズによる第6回日本認知療法学会での講演とワークショップを翻訳収録し、二人の研究と臨床実践について解説を加えた。日本の認知行動療法に大きなインパクトを与えてくれる一冊。

侵入思考

雑念はどのように病理へと発展するのか

[著] デイビッド・A・クラーク
[訳・監訳] 丹野義彦
[訳] 杉浦義典、小堀 修、山崎修道、高瀬千尋

四六判　396頁　本体価格 2,800円

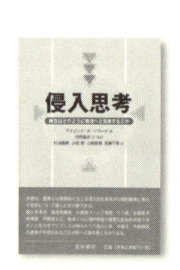

本書は、意思とは無関係に生じる侵入的な思考が心理的障害に果たす役割について論じた初の書である。侵入思考が、強迫性障害、外傷後ストレス障害、うつ病、全般性不安障害、不眠症など、数多くの心理的障害の重要な認知的特徴であることを示すエビデンスが得られつつあるいま、本書は、今後研究の進展が予想されるこの分野への扉を開くものである。

発行：星和書店　　http://www.seiwa-pb.co.jp　　価格は本体(税別)です

フィーリング*Good*
ハンドブック

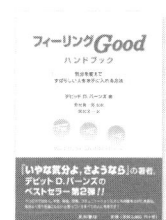

気分を変えて
すばらしい人生を手に入れる方法

[著] デビッド・D・バーンズ
[監訳] 野村総一郎　[訳] 関沢洋一

A5判　756頁　本体価格 3,600円

抑うつの認知療法を紹介し大ベストセラーとなった『いやな気分よ、さようなら』の続編。うつだけではなく、不安、緊張、恐怖、コミュニケーションなどにも対象を広げた本書は、誰にとっても有用。

いやな気分よ、さようなら
自分で学ぶ「抑うつ」克服法

[著] デビッド・D・バーンズ
[訳] 野村総一郎、夏苅郁子、山岡功一、
　　 小池梨花、佐藤美奈子、林 建郎

B6判　824頁　本体価格 3,680円

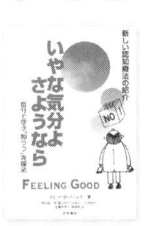

本書は発売以来、英語版で300万部以上売れ、「うつ病」のバイブルと言われている。抑うつを改善し、気分をコントロールするための認知療法を紹介。抑うつや不安な気分を克服するための最も効果的な科学的方法を、本書を読むことにより、学んでください。 今回の第2版は、初版よりも324頁増えて、824頁の大著となった。最近の新しい薬の話や脳内のメカニズムについて、分かりやすく詳しい説明が追加されている。

発行：星和書店　　http://www.seiwa-pb.co.jp　　価格は本体(税別)です

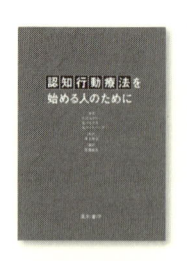

認知行動療法を始める人のために

[著] レドリー、マルクス、ハイムバーグ
[監訳] 井上和臣　[訳] 黒澤麻美
A5判　328頁　本体価格 3,300円

心理学を学ぶ学生、臨床実践を始めてまもない臨床家をはじめ、認知行動療法に関わるさまざまな専門領域で研修を受けている人への認知行動療法の入門書。症例マイケルの治療を追いながら、面接の準備、自己紹介の仕方から、治療計画の立て方、認知療法の具体的な施行法、治療の終結まで、問題解決に向けての治療者の心構えを詳しく解説する。問題リストの作成の仕方、査定報告書の書き方、治療者とクライエントとの実際のやり取りなど、実践的な認知行動療法の習得に役立つ情報が満載。

認知療法全技法ガイド

対話とツールによる臨床実践のために

待望の認知療法のアイディア集

[著] ロバート・L・リーヒィ
[訳] 伊藤絵美、佐藤美奈子
A5判　616頁　本体価格 4,400円

本書は、すでに認知療法を実践している治療者にとっては、治療の幅を広げ、マンネリ化を防ぐための数多くの技法を提供する。認知療法に興味をもつ治療者にとっては、治療のちょっとした場面で利用可能なアイディアの宝庫である。そして当事者にとっても、セルフヘルプに利用可能である。常に進化しつづける認知療法の最新・最多のテクニック集。

発行：星和書店　http://www.seiwa-pb.co.jp　価格は本体(税別)です

認知療法・西から東へ

[著] 井上和臣
A5判　400頁　本体価格 3,800円

西からの風に吹かれてわが国に届いた認知療法がしっかりと根を張り、枝葉を茂らせ、大きな樹木に育っていく一風景——。うつ病から不安障害、統合失調症、心身症に至るまで、多様な精神医学的問題に対してその有効性を認められてきた認知療法。初期から現在までの30本あまりの論文を通し、認知療法および著者の15年にわたる軌跡を振り返る。

心のつぶやきがあなたを変える

認知療法自習マニュアル

[著] 井上和臣
四六判　248頁　本体価格 1,900円

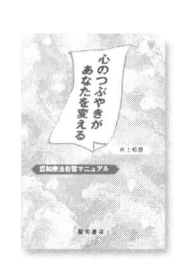

うつ、不安、対人関係などの心の問題を自分自身で治療・改善するためのワークブック。心の問題を引き起こす不適切なものの見方・考え方（認知）を修正する具体的方法をわかりやすく紹介する。

発行：星和書店　http://www.seiwa-pb.co.jp　価格は本体(税別)です

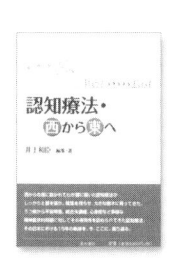

女性心理療法家のためのQ&A

[編] **岡野憲一郎**　[著] **心理療法研究会**
A5判　276頁　本体価格 2,900円

「これは困った！」という治療場面に対して、どのような対処法が考えられるのか？　心理療法家が治療中に体験する様々なとまどい、疑問についてお答えします。実際に困った場面であわてないためには、たくさんの対応の仕方を心に描いておくことが役に立ちます。そのため本書では、1つのQ（質問、疑問）に対してたくさんのA（答え、対応の仕方）を用意しました。ほのぼの笑える四コマ漫画付き！

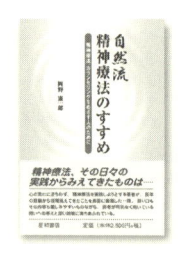

自然流 精神療法のすすめ

精神療法、カウンセリングをめざす人のために

[著] **岡野憲一郎**
四六判　300頁　本体価格 2,500円

「ボーダーライン」の患者さんをどう扱うのか？　患者さんを好きになってしまったら？　など、精神療法家であるなら必ずや直面する難問に、著者は真摯かつウィットに富んだ語り口で答える。自らの心の流れに逆らわない「自然流」の精神療法とはどのようなものであるか、日々の実践とスーパービジョンで培われた著者の考えに、精神医療に従事する者であれば、思わず唸らせられる一冊である。

発行：**星和書店**　http://www.seiwa-pb.co.jp　価格は本体（税別）です

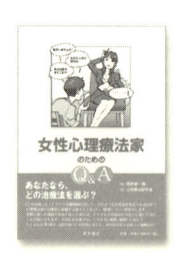